読む
常備薬

図解 いちばんわかりやすい

耳鳴り・難聴の治し方

「医師がすすめる名医」の
最善・最短メソッド

川越耳科学クリニック院長
坂田英明

要因を見つけて正しく対処すれば耳鳴りも難聴も改善できる！

なにが聞こえますか？　本書を閉じ目も閉じて、耳を澄ませてください。

答えは人それぞれでしょう。私たちは常に音の中で暮らしています。それは空気と同じように当たり前の環境です。実は人間は母親の胎内にいるときから音を感じ取っており、聴覚は五感のうち最後まで機能する感覚器といわれています。身の周りにはさまざまな音が存在していますが、意識して感じ取っていない音もあります。例えば秋の風物詩である虫の鳴き声。周りの環境にもよりますが、あまりにも自然な音のため気づいていないこともあります。これは日本人にとって風情を感じる心地よい音だからかもしれません。実は外国人にはこの虫の鳴き声を雑音と思う人もいます。聴覚のメカニズムは日本人も外国人も同じなのに、なにが違うかというと脳の一部である扁桃体《へんとうたい》や海馬《かいば》の状態です。つまり、音は耳だけでなく脳が深く関与しているのです。

一方でなんの音も発生していないのに、なにかの音を感じることがあります。それは耳鳴りです。この耳鳴りは日本人も外国人も感じるもので、もっというならすべての人に耳鳴りは存在しています。ただ、その音が気にならない、不快ではない、気づいていないという人は、耳鳴りを自覚することがありません。別の角度からお話しすると、耳鳴りは絶対になくなることはないのです。耳鳴りに悩む人が病院で診断され、「耳鳴りは治りません」と告げられることがあるようです。この医者は大きな間違いを起こしています。耳鳴りはなくなることはありませんが、不快な状態を改善することはできます。治らないからといって放置すると、耳鳴りが慢性化し、難聴を発症させてしまうこともあります。

　また、耳鳴りや難聴を引き起こす要因はさまざまで、耳、脳、精神面から要因を探りだし、その要因を誘発している背景因子も突き止める必要があります。それは生活に支障を伴うだけでなく、重大な病気が陰にひそんでいる場合は認知症の発症リスクが高まり、生命に関わることもあるからです。

　死の直後まで働く聴覚、その健康を守るためにも本書で知識を深めましょう。

坂田 英明

その“聞こえ”は
健康へのメッセージかも!

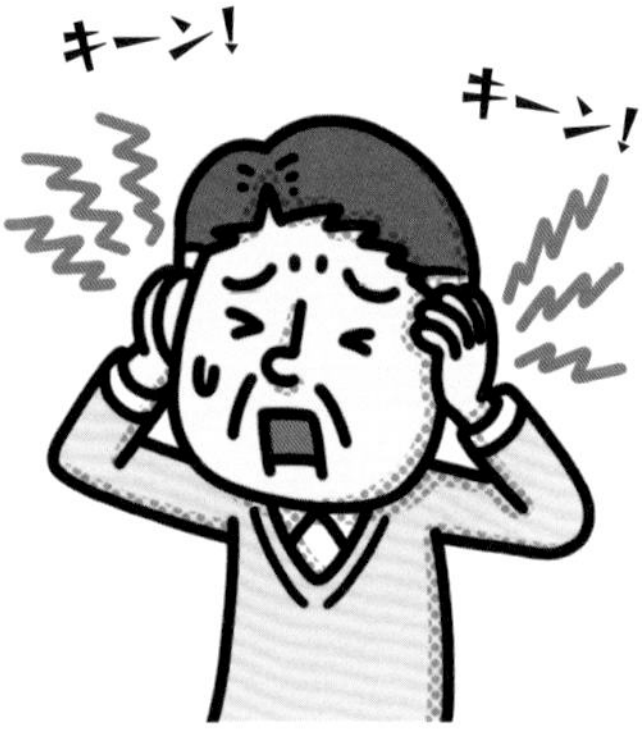

耳鳴り

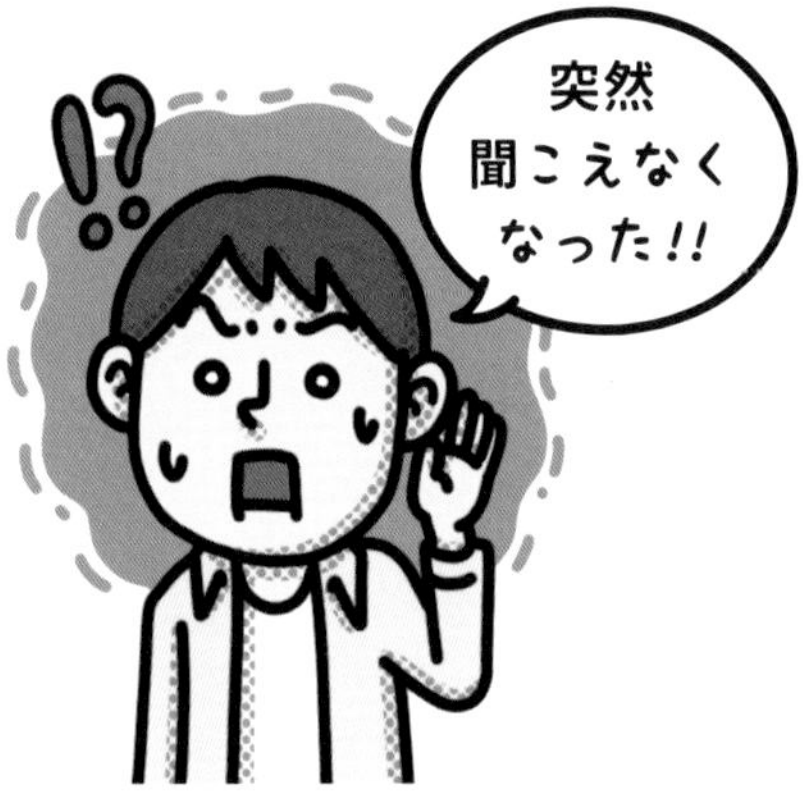

突発性難聴

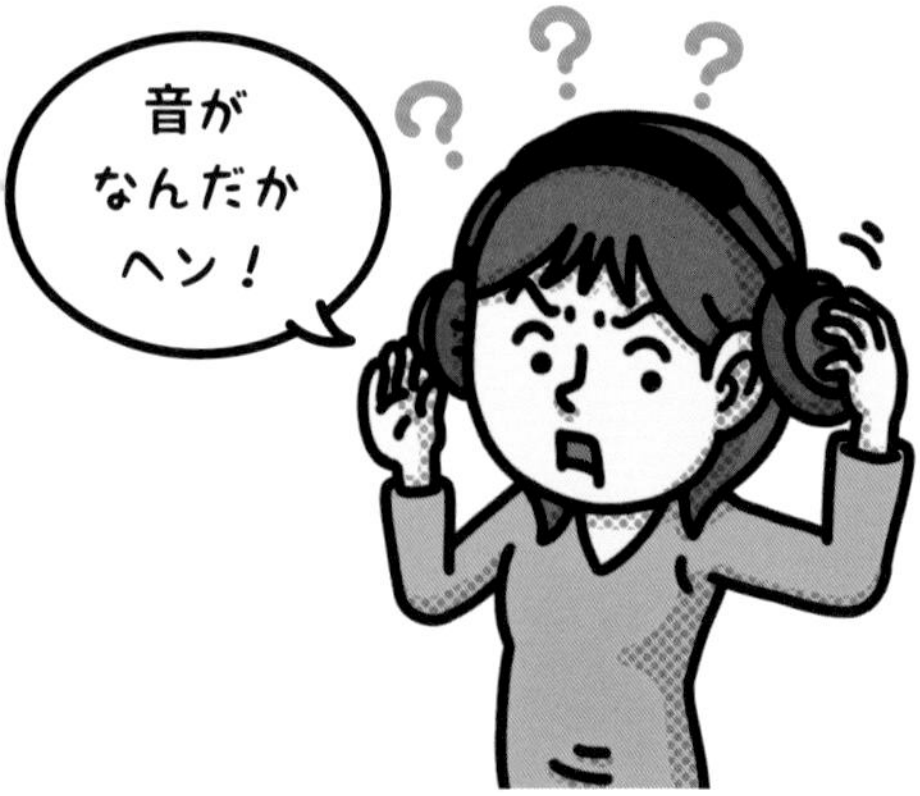

音響性聴器障害

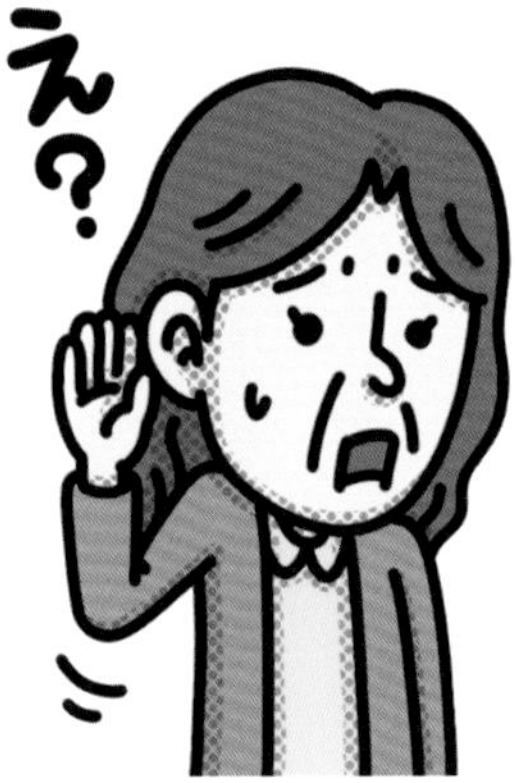

加齢性難聴

みなさんに聞いてもらいたい!

- 耳鳴りはすべての人に起こる
- 完全に耳鳴りが消えることはない
- 加齢によって聴覚は衰える
- 若い人は難聴リスクを高めている
- 放置すると厄介な事態を招く

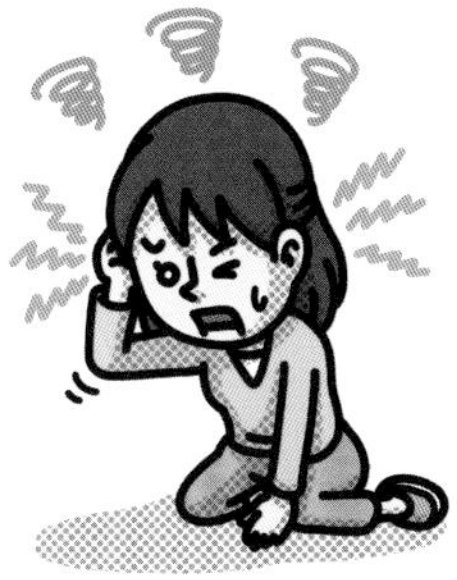

耳をふさがないで!!

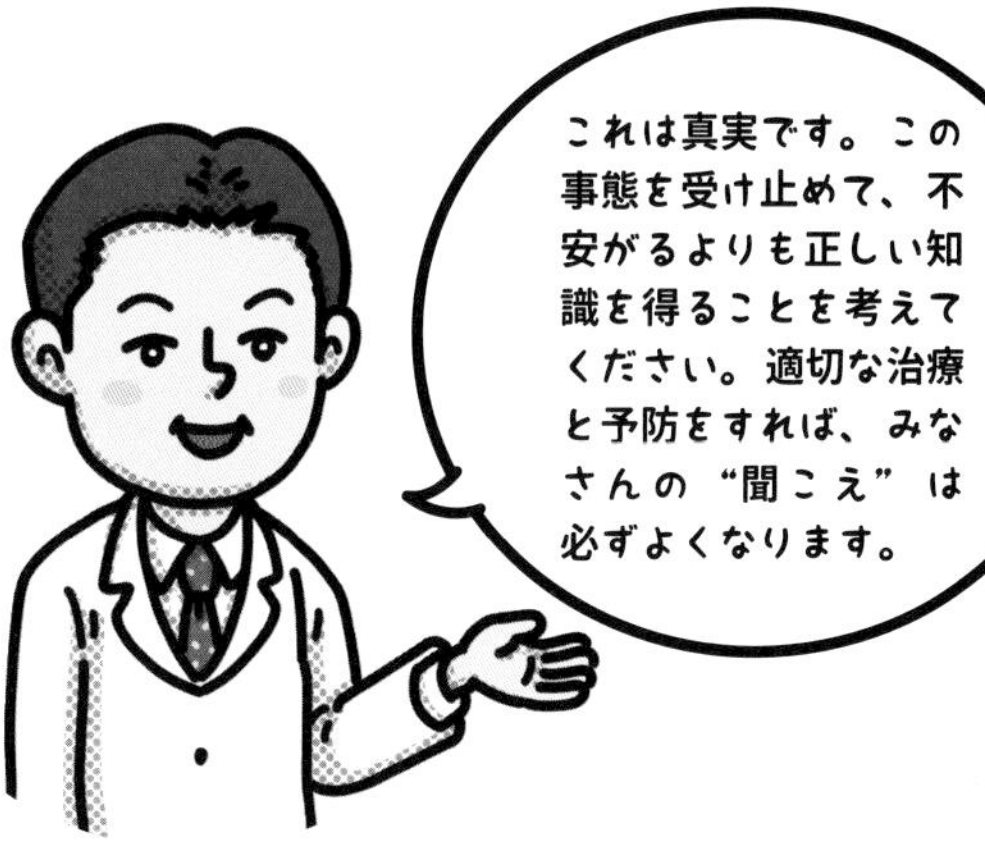
これは真実です。この事態を受け止めて、不安がるよりも正しい知識を得ることを考えてください。適切な治療と予防をすれば、みなさんの“聞こえ”は必ずよくなります。

もくじ

3章 難聴の原因探しと治療法

4章 日常の心がけと予防対策

不快な耳鳴りと〝聞こえ〟を阻むもの

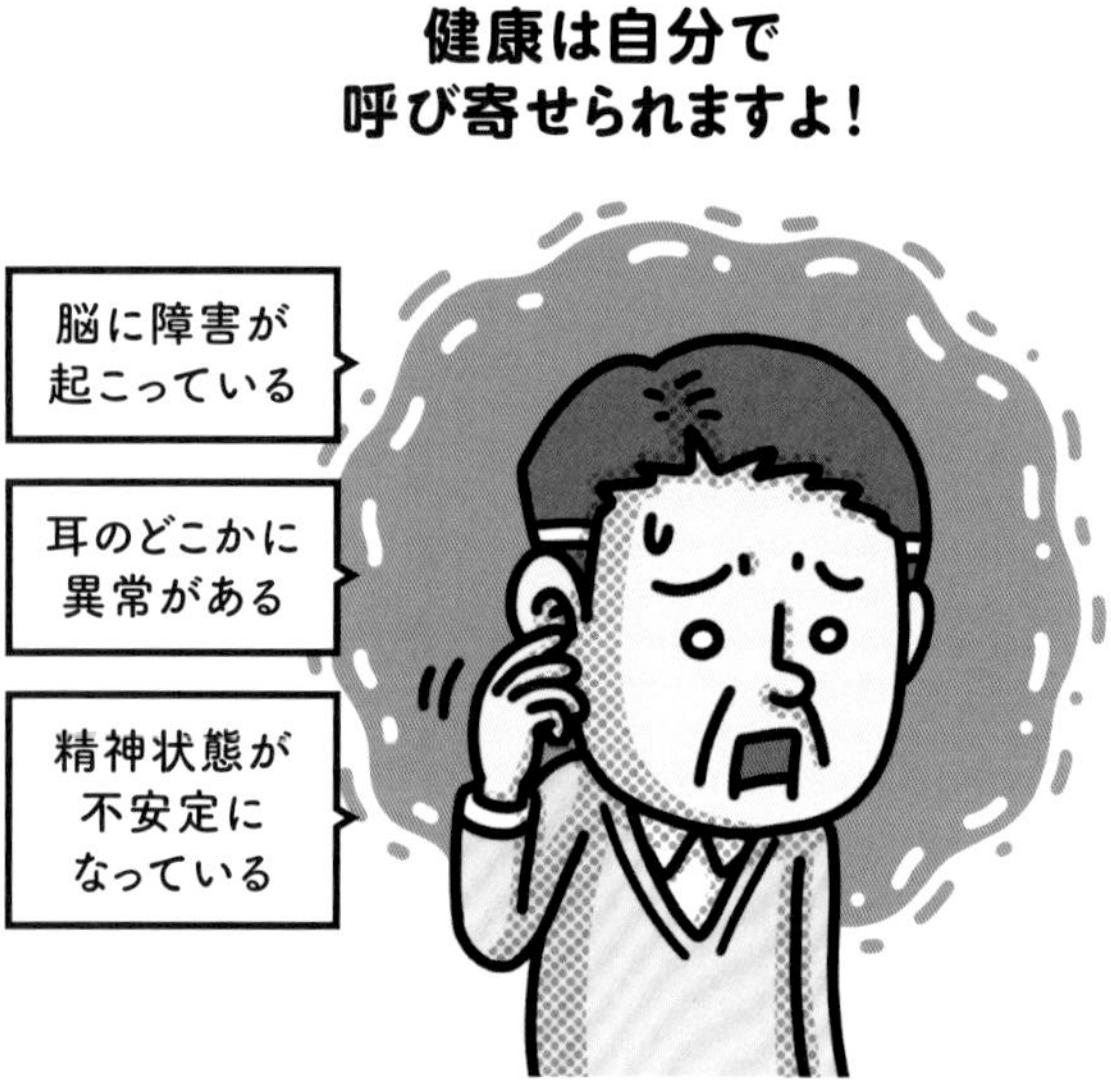
健康は自分で
呼び寄せられますよ！
脳に障害が
起こっている
耳のどこかに
異常がある
精神状態が
不安定に
なっている

生後から最後まで働く聴覚はコミュニケーションの最重要器官

人間は目からの情報が8割以上を占めているともいわれますが、生まれて間もなくは光を認識できる程度。音に関しては胎内にいるときから聞いており、生後は親の声を感じ取れます。また、人生を終える際は五感のうち聴覚が最後まで働いています。**聴覚は人間が最も長くつき合う器官**ですが、その期間、**誰もが耳、脳、精神のどこかでの異常により、〝聞こえ〟に不自由を感じてしまう**のです。

聴覚の不調の原因は耳、脳、精神の異常

耳鳴りや難聴は自覚症状がない人もいるため患者数は不確定だが、
1,000万人とも2,000万人ともいわれている。
“聞こえ”を阻む要因はさまざまで、不調の度合いも異なる。

○“聞こえ”を阻むことに関与している部位

内耳の異常が大部分を占める

鼓膜から伝わる振動を電気信号に変換するのが内耳。約15,000もの細胞が働いている繊細な器官で、この部分のどこかで障害が起こると正しく音を感知できず、耳鳴りや難聴を発症させてしまう。

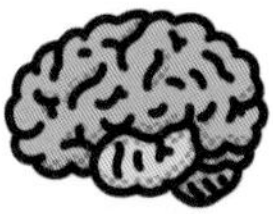

脳に異常がある場合は重大な病気かも

内耳からの電気信号は聴神経を経由して脳で音として認知される。神経や脳に障害があると難聴が発症し、その際、血行不良などによってほかの病気が引き起こされているケースも少なくない。

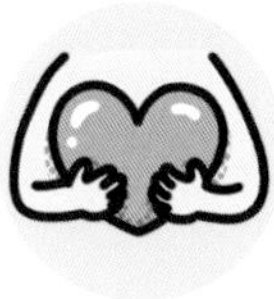

心因性の不調が急増している

ストレスや疲労をはじめ、自律神経のバランスがくずれることで脳に支障をきたす。耳鳴りや難聴を引き起こし、それが不安や恐れとなってさらに精神に悪影響を及ぼすことになる。

➡ 影響を及ぼすのは、耳、脳、精神と多岐にわたる。

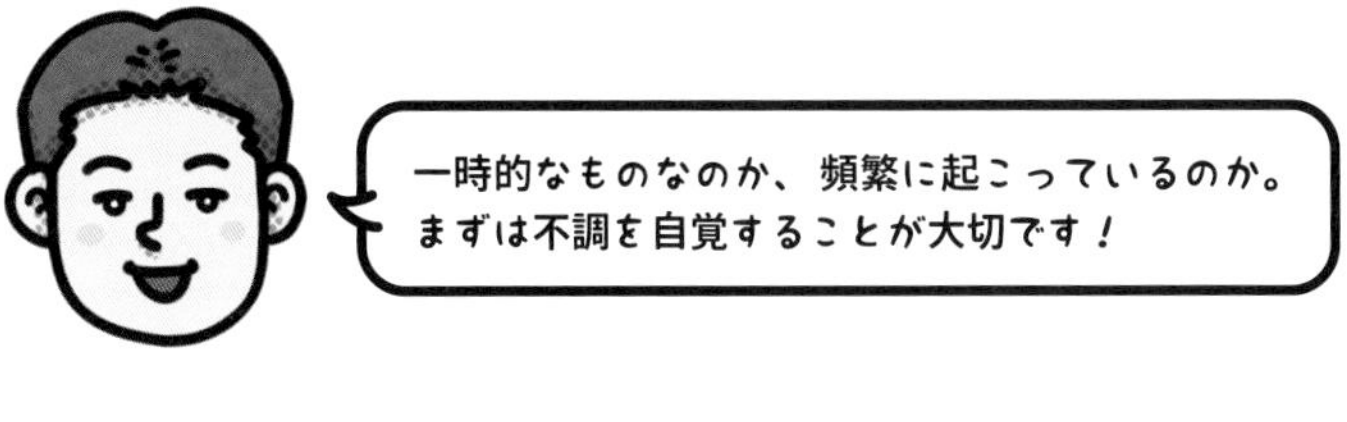
一時的なものなのか、頻繁に起こっているのか。
まずは不調を自覚することが大切です！

耳鳴りはすべての人にある

不快音が発生する原因はさまざま
自覚症状は脳がどう反応するか

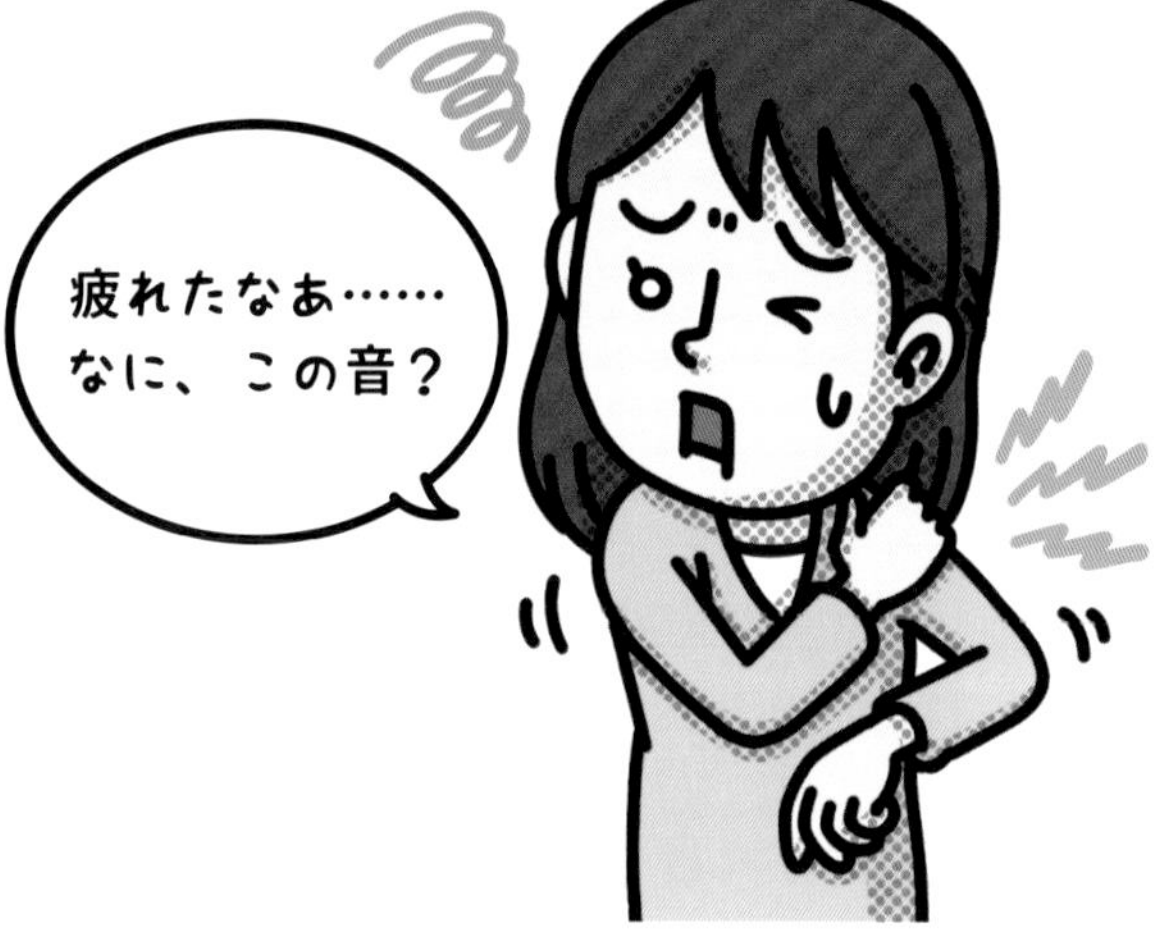

音は外界から空気振動として耳に取り込まれますが、内耳で音を電気信号に変換する際、**外界から入ったものでない音も作りだされます**。つまり、耳鳴りは誰にでもあるものなのです。では不快音を感じる人とそうでない人の違いはなにか？　仮に同じような音が発生したとしても脳が不快だと感じないことがあります。逆に**意識をしすぎることで脳が音を大きく感知し**、より不快な音にしてしまうのです。

耳鳴りを感じる度合いは脳の認識の違い

内耳ではさまざまな音が作られている。
その音は電気信号として脳に伝えられるが、
それを脳がどのように認識するかは人それぞれ。

○ 外界から入ったもの以外の音が作りだされている！

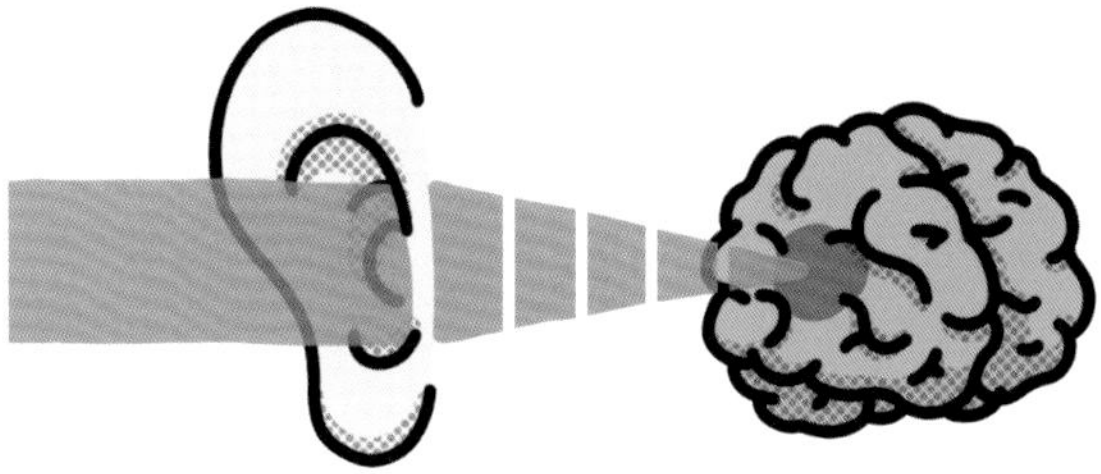

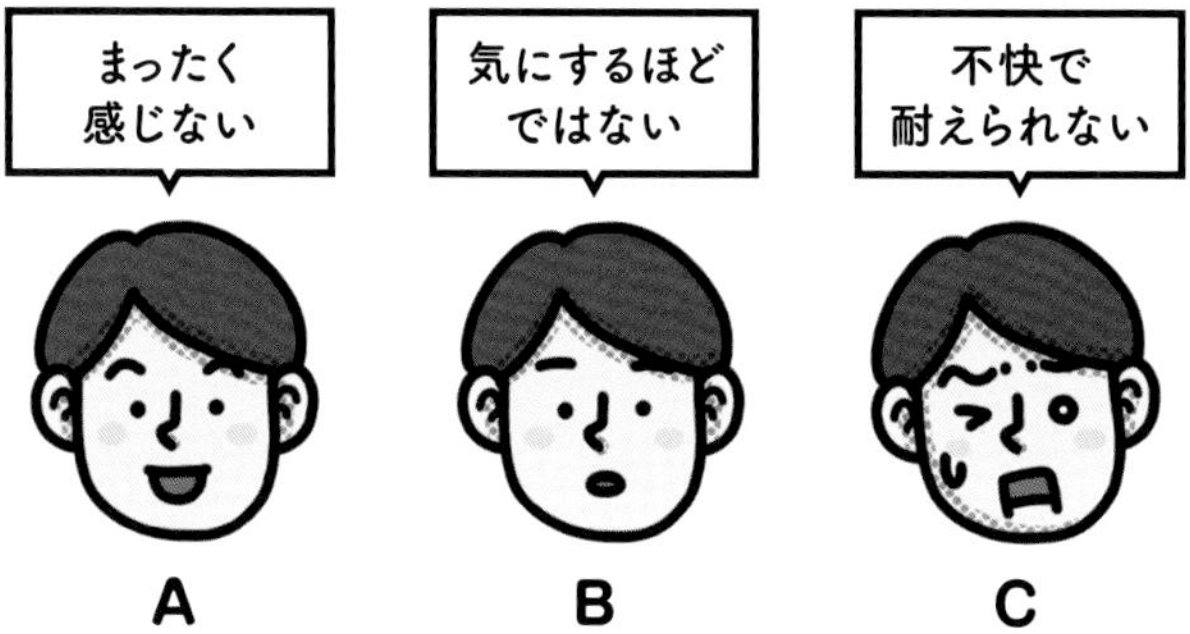
まったく
感じない
気にするほど
ではない
不快で
耐えられない
A
B
C

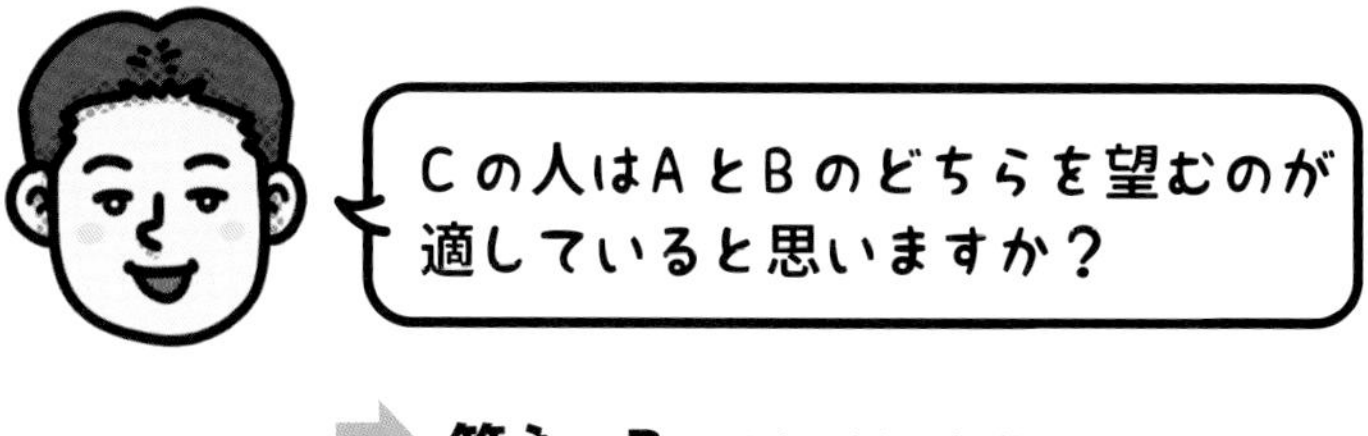
Cの人はAとBのどちらを望むのが
適していると思いますか？

答え　B ※理由は本編で解説。

耳鳴りはゼロにならず変化する

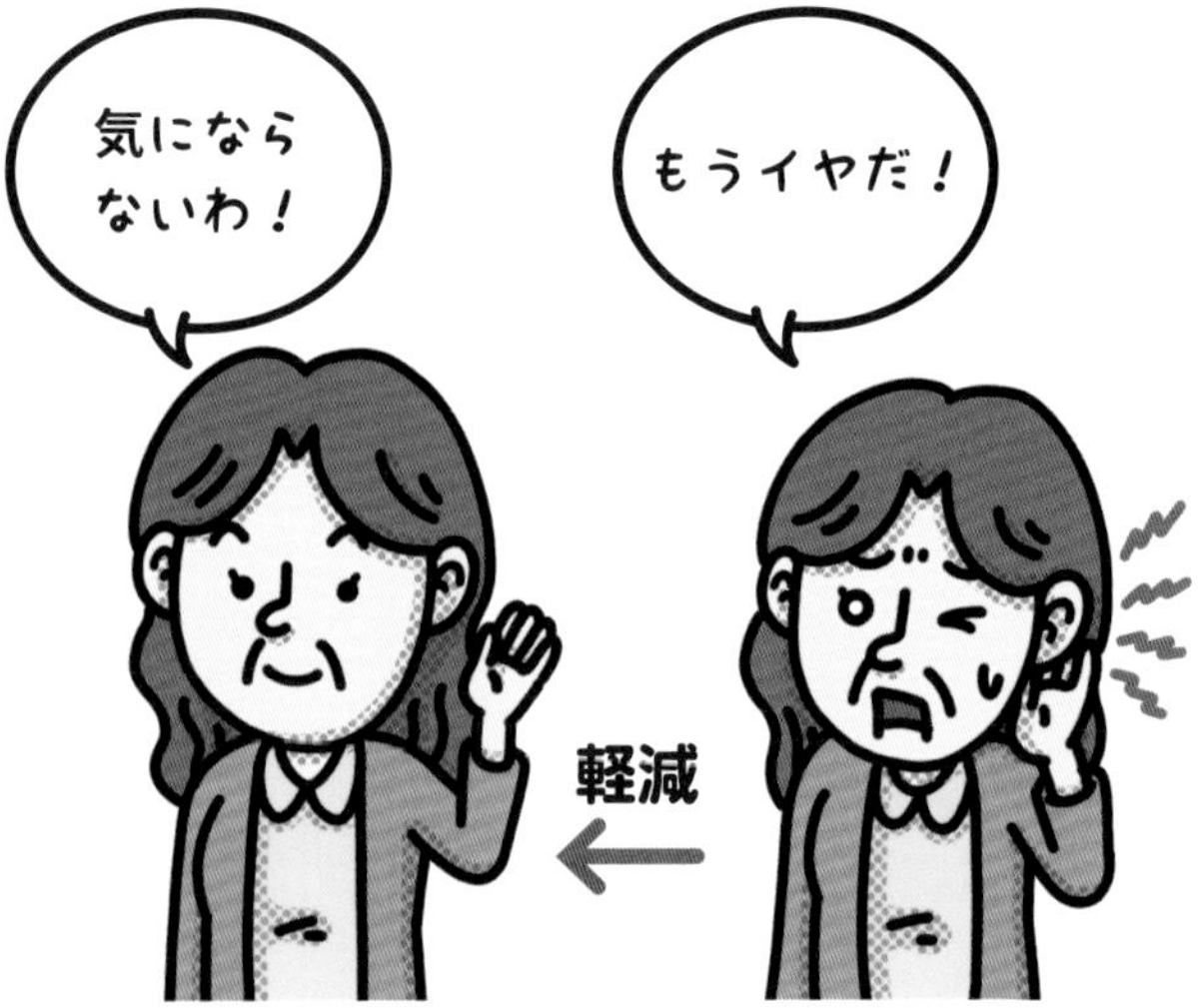

9割は軽減できるが放置すると慢性化して厄介

すべての人に耳鳴りがあるということは、治療をしてもゼロにはならないということ。**耳鳴りはよくなったり悪くなったりを繰り返します**。ここで気をつけたいのが、決して放置しないこと。症状を受容してはじめて耳鳴りの軽減へと進めます。また**耳鳴りが慢性化すると、脳が過剰に興奮し、脳の異常反応によって頭《ず》鳴《な》りを発症させてしまう**ことがあるので、治療は早いに越したことはありません。

慢性化で難聴が進み、治療に困難を極める

**耳鳴りの症状は緩和と悪化を繰り返す。
その都度、精神面も変化し、不安定になっていく。
症状を理解した時点から耳鳴りの治療が始まる。**

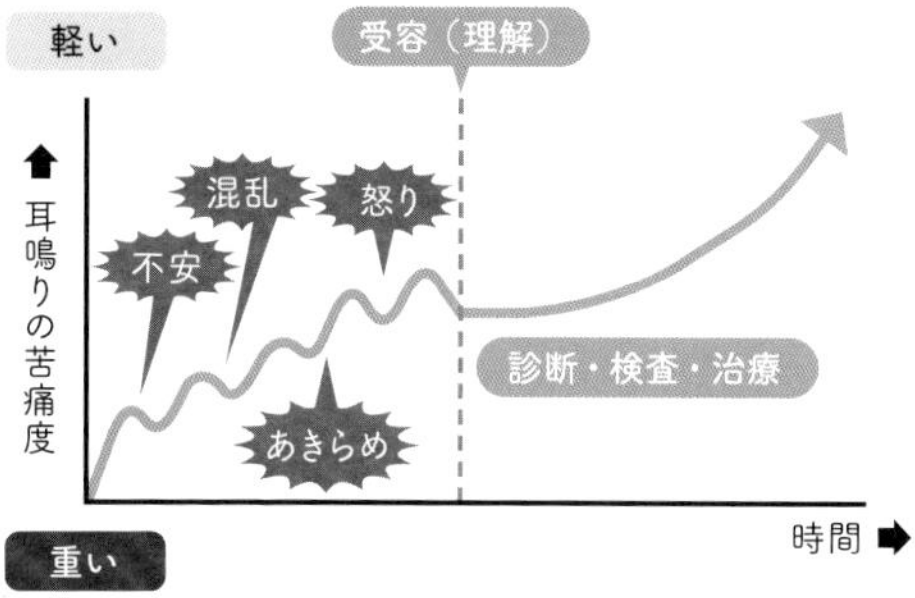

耳鳴りを放置すると、苦痛度は軽重を繰り返しながら慢性化してしまう。適正な診断と検査、治療によって徐々に軽減される。治療は長期間に及ぶことを理解しておこう。

○ 頭鳴りに発展することもある！

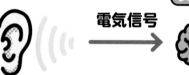

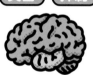

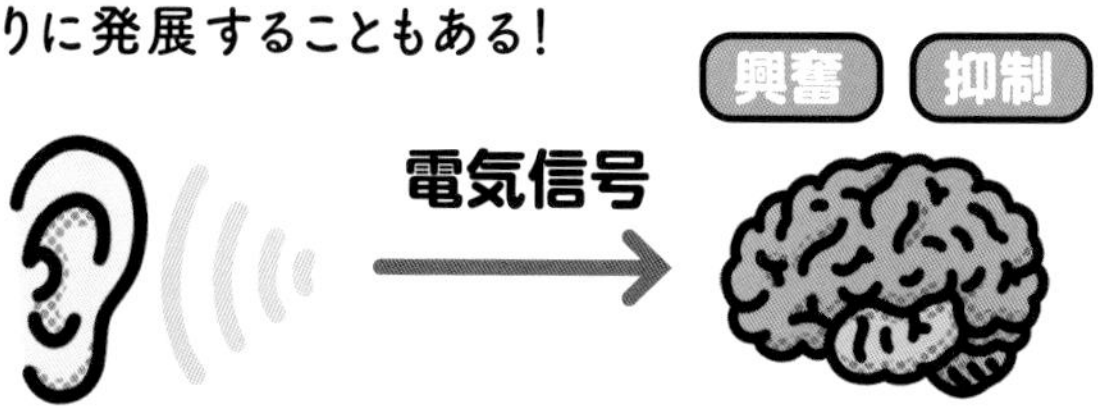

頭鳴りとは

頭の中で音が鳴っているように感じる症状。原因は、脳に腫瘍などの病変が起きている、脳への血流が阻害されている、耳鳴りの慢性化によって脳が過敏に働いていることのいずれか。病変がある場合は症状がゆっくり進行していくため、頭鳴りに気づいたときに病気が悪化していることもしばしば。

初期	**内耳のどこかに異常があり、 脳が過剰に働いて耳鳴りが発症する。**
慢性	**脳の抑制力が過剰になり、 頭鳴りを発症させる。**

重大な病気が難聴を発症させることもある

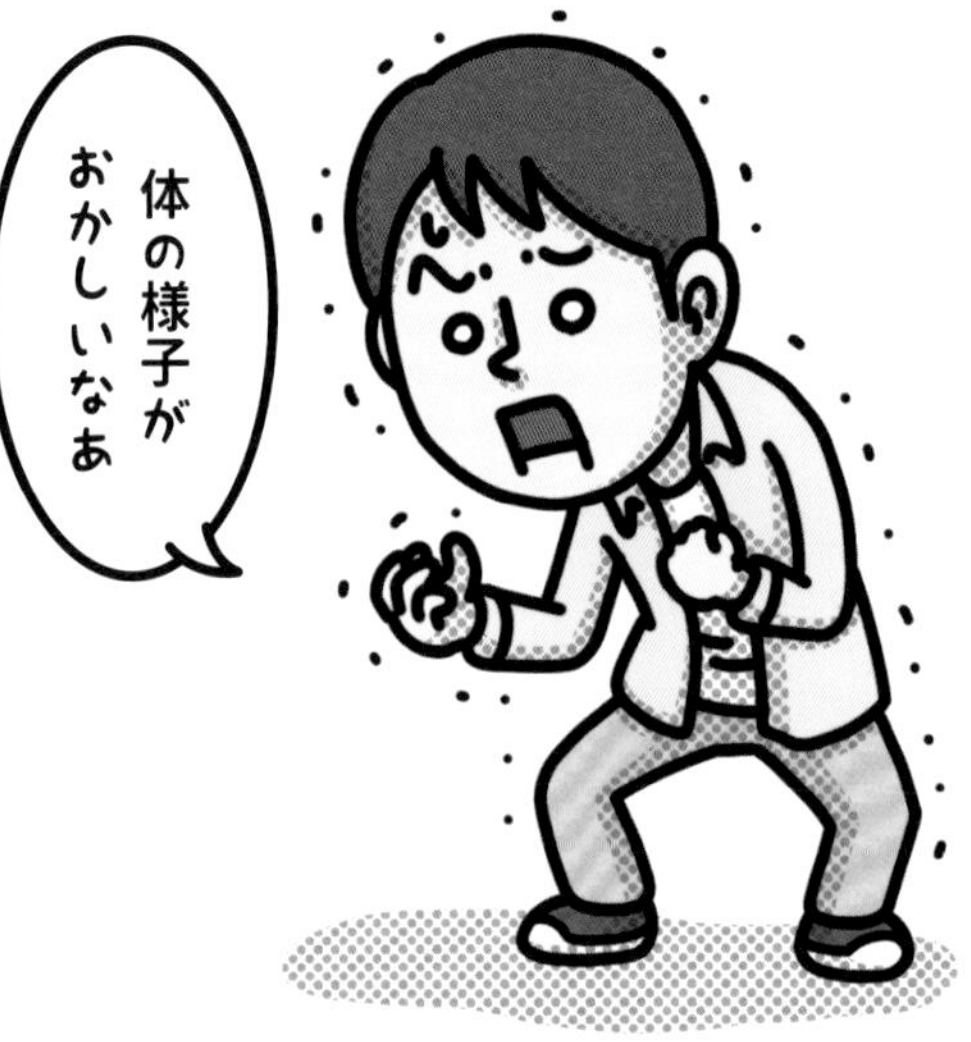

耳鳴り → 難聴 → めまい

耳鳴りと難聴、さらにはめまいが伴うケースもある

単に内耳で外界以外の音が作りだされているだけではなく、どこかに重大な障害が起こっているケースがあります。内耳の細胞が障害を受けて両耳に異常が発生する**加齢性難聴**、突然に難聴やめまいが発症する**突発性難聴**、大音量の音楽を長時間聞いて内耳に障害を受ける**音響性難聴**、めまいが伴う**メニエール病**など、病気の発症数は増え続けています。早期に治療をしなければ聴力を取り戻せなくなります。

耳鳴りや難聴の陰に病気がひそんでいる

病気によっては静かに体をむしばんでいく。
それを気づかせてくれる症状のひとつが耳鳴りや難聴。
陰にひそんでいるかもしれない病気を知っておこう。

○ 耳鳴りや難聴を発症させる病気の一例

加齢性難聴

加齢に伴う内耳の細胞数の減少などによって聴力が低下する。40歳台から発症し、65歳以降は高い率で発症。難聴は両耳が同じように進行し、“聞こえ”が悪くなるだけでなく、認知症を発症させるリスクも高める。

突発性難聴

なんの前触れもなく、急に片方の耳の“聞こえ”が悪くなる。短時間に高度な難聴を引き起こしており、2週間以内に適切な治療をしない限り回復できなくなるといわれる。めまいを伴うこともある。

音響性難聴

大音量の音楽によって内耳の有毛細胞に障害が起こる。イヤホンなどで長時間音楽を聞いている若い世代の発症が増えている。予期していなかった強大な音によって起こる障害は音響外傷という。

メニエール病

内耳の内リンパ嚢《のう》が水ぶくれした状態になり、回転性のめまいが耳鳴りや難聴を伴って現れる。数時間もすれば症状はおさまるが、繰り返されることがほとんどで平衡感覚や聴覚の機能は低下していく。

➡ どれも病気を引き起こす背景因子（原因）がある！

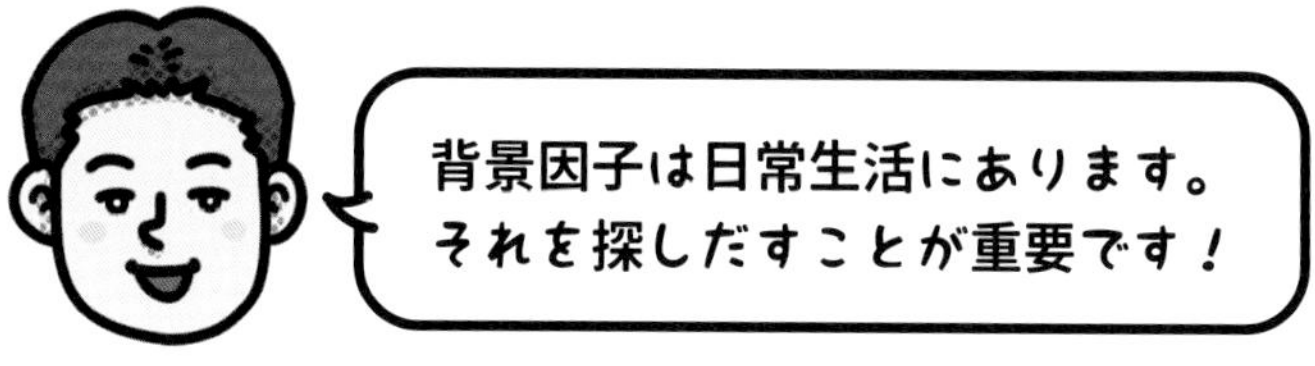
背景因子は日常生活にあります。
それを探しだすことが重要です！

放置しておくと体がむしばまれる

慢性化、病気の進行で治療が困難に聴覚だけでなく全身の機能が低下

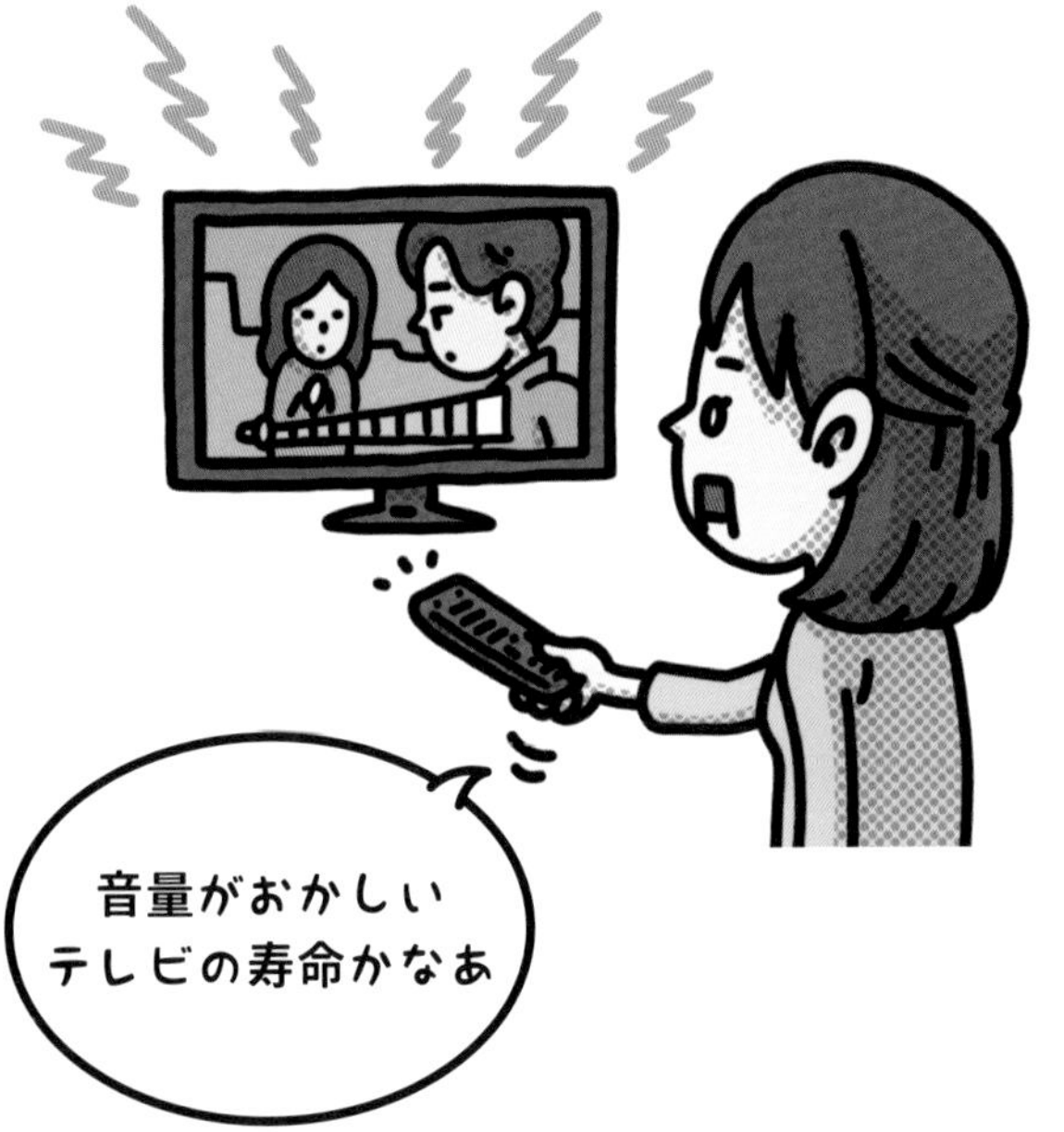

耳鳴りも難聴も耳の不調だけでなく、体の健康が害されているシグナルだと思ってください。耳鳴りが慢性化すると高度な難聴を引き起こし、脳の異常を招いてしまいます。また病気がひそんでいる場合は、放置しておくと病気を進行させ、治療がどんどん難しくなります。さらには耳の不調が精神状態にも影響し、自律神経のバランスがくずれることで、**また別の不調をもたらしてしまう**のです。

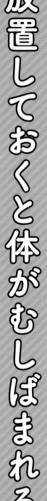

耳鳴りや難聴は変化し、病気は進行する

耳、脳、精神は密接な関係にあり、
どこかに発生した異常を放置しておけば、別のところの異常を招く。
その負のスパイラルをくい止めるのは治療と予防のみ。

○ 治療や予防をしないと起こりえる悲劇

慢性化する

耳鳴りを放置しておくと脳が異常反応し、難聴を高度化させてしまう。放置している期間、聴覚の機能は低下し続けている。

治りにくくなる

突発性難聴のように発症後2週間以内に治療しなければ回復が難しくなる病気もある。早期診断・治療は大原則。

病気が進行する

内耳にある有毛細胞は一度死んでしまうと再生しない。骨折やすり傷などと違って、耳鳴りや難聴は患者の改善意識が求められる。

精神が疲労する

耳鳴りや難聴は神経関係の異常で発症するだけでなく、放置しておくと負の感情が高まり、場合によってはうつ状態を招いてしまう。

生活での支障が増す

"聞こえ"の悪さはコミュニケーション障害も招き、人との付き合いを敬遠させ、身体機能を十分に働かせない事態に陥る。

認知症のリスクが高まる

耳からの情報量が減ると脳の活性も低下してしまう。脳の処理能力に支障が出ると、認知能力が衰えていく。

➡ **耳鳴りや難聴がほかの病気のリスクを高めることもある！**

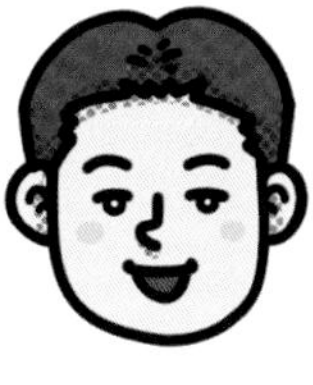

早期診断と治療は大原則。軽度の場合でも予防策を講じられます！

年齢に関係なく難聴になる

予期できずに発症するだけでなく
日常生活で予期できる原因もある

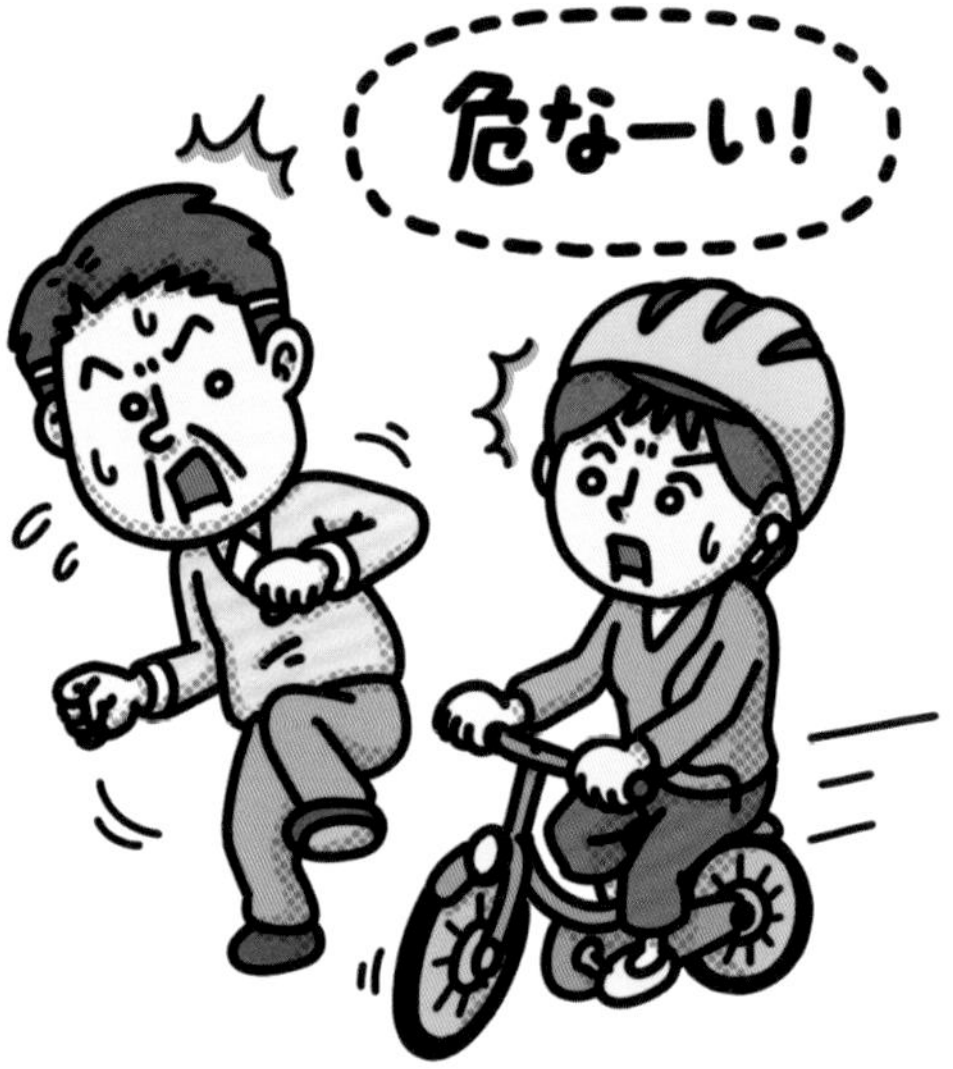

誰もが難聴になる危険因子を持っています。
加齢に伴う難聴リスクも食生活をはじめとした生活習慣が関与しています。またイヤホンで長時間、強大な音を聞き続けることで発症する**音響性聴器障害は若い世代で増加して**おり、現代病とも呼べるもの。**血行不良を招く生活、薬物による障害、先天性、遺伝など難聴を招く背景因子はさまざま。**これらの中には予防できるものもたくさんあります。

年代による"聞こえ"を悪くするものの傾向

加齢によって変化する人体機能の影響だけでなく、
生活習慣の影響で耳鳴りや難聴を招くものもある。
個人差はあるが、ひとつの傾向として把握しておこう。

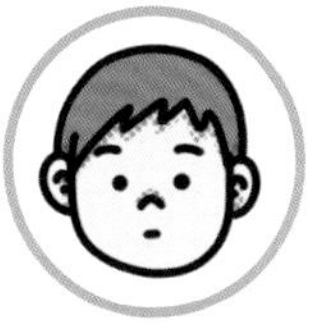

子どもは先天性の難聴に注意

生後1か月以内に新生児聴覚スクリーニング検査を行い、"聞こえ"の状態を確認する。難聴が疑われる場合は精密聴力検査を受け、治療をする必要がある。

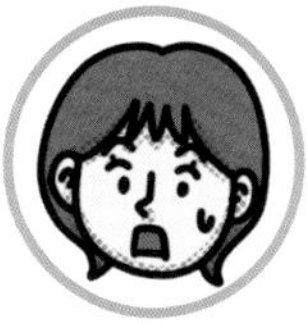

若い世代に音響性聴器障害が増加している

イヤホンで音楽を聞くだけでなく、スマホなどでの長時間の通話などでも障害が蓄積される。世界保健機関（WHO）も警鐘を鳴らしている。

加齢に伴い難聴を発症するリスクが高まる

人体のあらゆる細胞は老化していく。生活習慣によって促進も抑制もできるもので、予防をしていなければリスクは必然と高まり、発症時期は早まる。

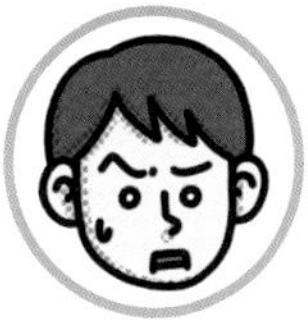

年齢に関係なく、発症する病気がある

なんらかの原因で血流が阻まれて内耳や脳の障害を起こすことがある。また、爆音などによる音響外傷は誰にでも起こりえる障害である。

個人差があるので入念な問診、
適切な検査による鑑別と治療が必要！

耳のハンディキャップ質問

THI（Tinnitus Handicap Inventory）

耳鳴りや難聴による心理的苦痛、生活支障度を評価するために問診などで国際的に利用されている。各質問で「はい」の場合は4点、「ときどき」は2点、「いいえ」は0点をつけ、合計点を出そう。

1 耳鳴りのために物事に集中できない。 □点

2 耳鳴りの音が大きくて人の話が聞き取れない。 □点

3 耳鳴りに対して腹が立つ。 □点

4 耳鳴りのために混乱してしまう。 □点

5 耳鳴りのために絶望的な気持ちになる。 □点

6 耳鳴りについて多くの不満を訴えてしまう。 □点

7 夜眠るときに耳鳴りが妨げになる。 □点

8 耳鳴りから逃れられないかのように感じる。 □点

9 あなたの社会的活動が耳鳴りによって妨げられている。 □点

10 耳鳴りのために挫折を感じる。 □点

11 耳鳴りのために自分がひどい病気であるように感じる。 □点

12 耳鳴りがあるために日々の生活を楽しめない。 □点

13 耳鳴りが職場や家庭での仕事の妨げになる。 □点

14 耳鳴りのためにいらいらする。 □点

15 耳鳴りのために読書ができない。 □点

16 耳鳴りのために気が動転する。 □点

17 耳鳴りのために家族や友人との関係にストレスを感じる。 □点

18 耳鳴りから意識をそらすのは難しいと感じる。 □点

19 自分ひとりで耳鳴りを管理していくのは難しいと感じる。 □点

20 耳鳴りのために疲れを感じる。 □点

21 耳鳴りのために落ち込んでしまう。 □点

22 耳鳴りのために体のことが心配になる。 □点

23 耳鳴りとこれ以上付き合っていけないと感じる。 □点

24 ストレスがあると耳鳴りがひどくなる。 □点

25 耳鳴りのために不安な気持ちになる。 □点

合計点数 □点

軽症：0 ～ 16点	生活習慣の改善で、2週間ほどで耳鳴りが気にならないようになる。
中等症：18～48点	生活習慣の改善とともに適切な治療を行い、苦痛の度合いを小さくできる。
重症：50～100点	生活習慣の改善とともに心療内科などの精神神経学を専門とする機関と連携して治療する。

➡ **軽症でも経過観察を選択してよいケースと**
すぐに治療が必要なケースがあるので必ず診断を！

耳の不調にまつわる身近な話❶

耳掃除のやりすぎに注意！
耳に入った水は自然蒸発を!!

耳あかが外耳道（耳の穴）をふさいで“聞こえ”が悪くなることがあります。さらに耳あかが増えると痛みを感じるようになります。これは耳垢栓塞《じこうせんそく》という症状で、放置しておくと外耳の炎症を起こしてしまいます。耳鼻科などで耳あかを取ってもらいましょう。耳垢栓塞にならないためにこまめな耳掃除が必要だと思うかもしれませんが、実は逆です。耳掃除で耳あかが押し込まれたことが原因のケースも少なくないのです。

そもそも日常的な耳掃除は必要ありません。外耳道には線毛という毛が耳の外に向かって生えており、耳あかが自然に外に出るようになっています。耳掃除をやりすぎると、耳かきや綿棒などの刺激によって外耳道の毛細血管が発達しすぎてしまい、鼓膜が炎症を起こして「カサカサ」というような耳鳴りを生みだしてしまいます。かゆみを感じて耳掃除をしてしまう人は、すでに外耳道に炎症が起きている可能性があります。外耳炎というもので、放置しておくと腫れたり化膿したりし、耳鳴りを悪化させてしまいます。

また、耳に水が入った場合もできれば綿棒などで取り除こうとしないようにしてください。そのままにしておけば体温で温められて自然蒸発するものです。“耳掃除をしない”ということが耳鳴りの予防になることを覚えておきましょう。

1章

“聞こえ”のしくみと異常の原因を知る

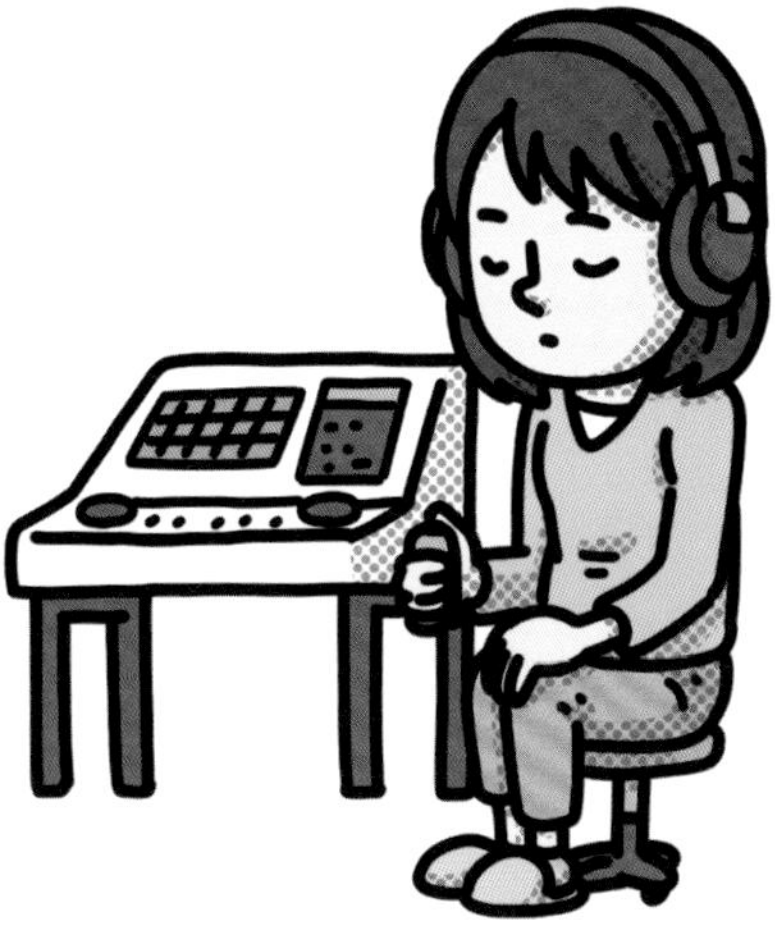

日常生活で音は空気のように当たり前にあるもの。
瞬間的に音を認知しているが、
音の発生源から認知するまでには長い道のりがある。
そのしくみを知ることが
“聞こえ”を阻む原因を突き止めることにつながる。

医学的知識

①

音を感じるしくみから障害が起こりうる場所を知る

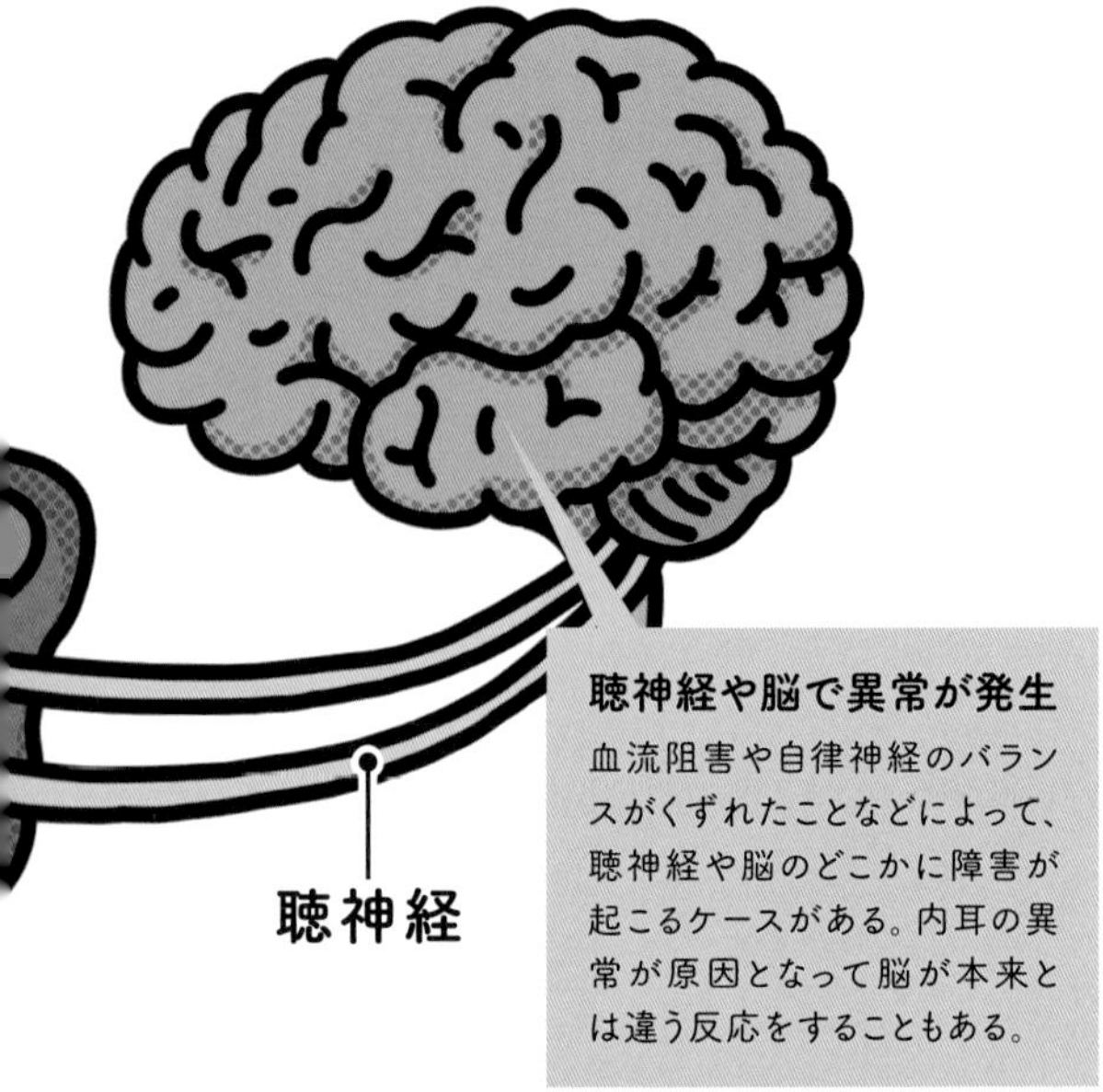
聴神経
聴神経や脳で異常が発生
血流阻害や自律神経のバランスがくずれたことなどによって、聴神経や脳のどこかに障害が起こるケースがある。内耳の異常が原因となって脳が本来とは違う反応をすることもある。

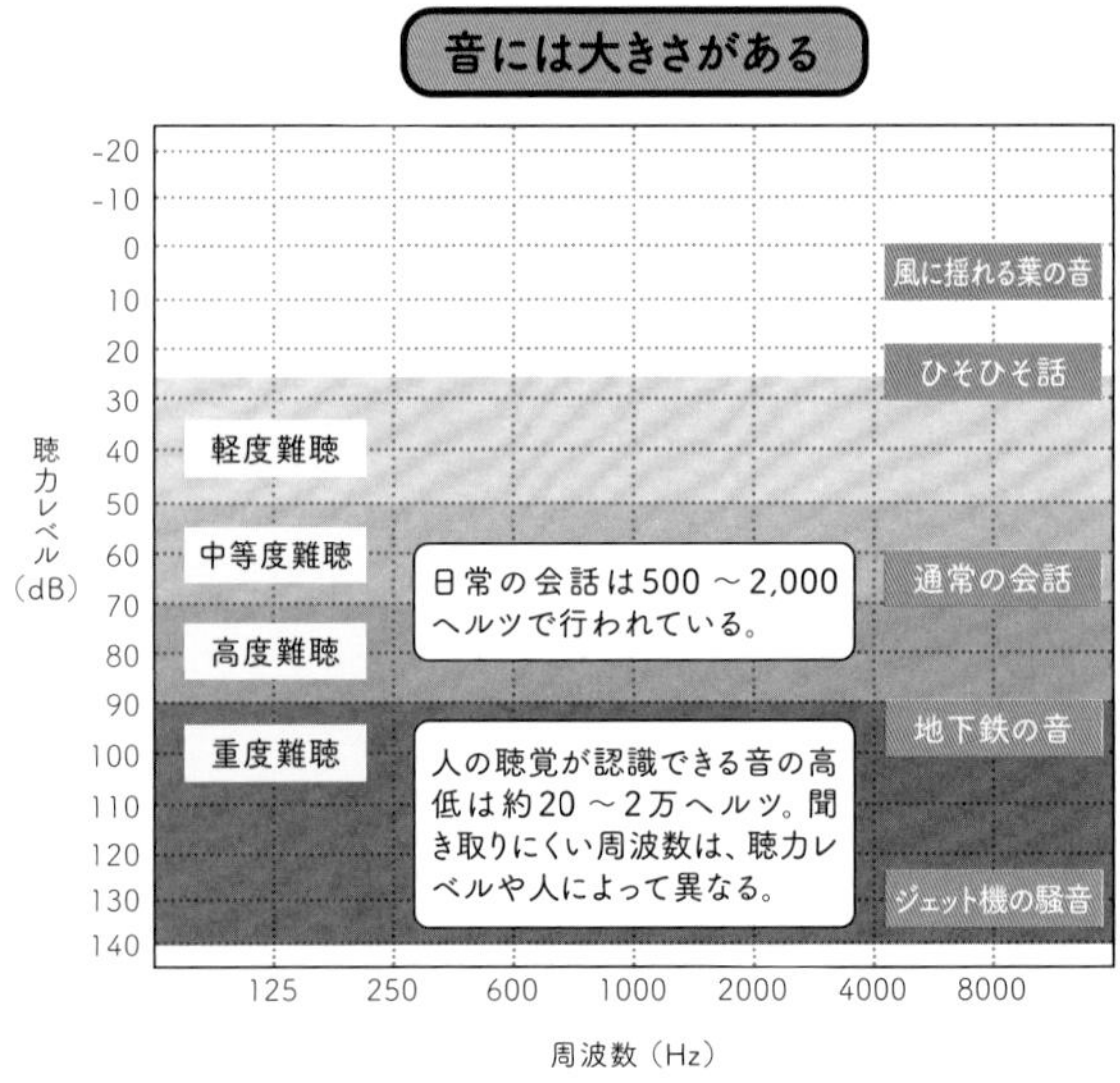
音には大きさがある
聴力レベル（dB）
-20
-10
0
10
20
30
40
50
60
70
80
90
100
110
120
130
140
周波数（Hz）
125
250
600
1000
2000
4000
8000
軽度難聴
中等度難聴
高度難聴
重度難聴
風に揺れる葉の音
ひそひそ話
通常の会話
地下鉄の音
ジェット機の騒音
日常の会話は500 ～2,000ヘルツで行われている。
人の聴覚が認識できる音の高低は約20 ～2万ヘルツ。聞き取りにくい周波数は、聴力レベルや人によって異なる。

音は強弱を示すデシベル（dB）と高低を周波数で示すヘルツ（Hz）の単位で表される。難聴はこれらの単位で認識できる幅がせばまったり、偏ったりした状態。

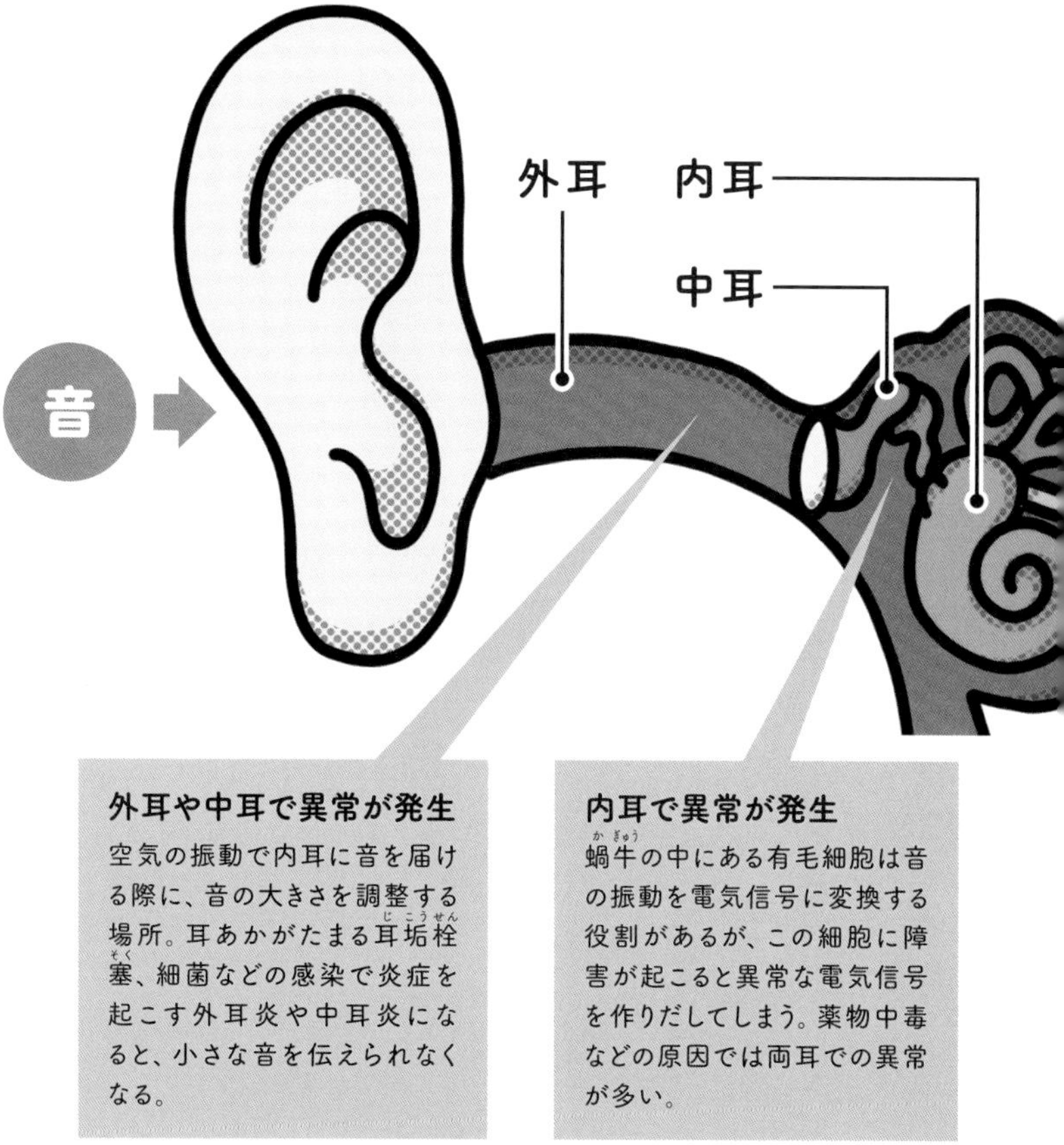

外耳や中耳で異常が発生

空気の振動で内耳に音を届ける際に、音の大きさを調整する場所。耳あかがたまる耳垢栓《じこうせん》塞《そく》、細菌などの感染で炎症を起こす外耳炎や中耳炎になると、小さな音を伝えられなくなる。

内耳で異常が発生

蝸牛《かぎゅう》の中にある有毛細胞は音の振動を電気信号に変換する役割があるが、この細胞に障害が起こると異常な電気信号を作りだしてしまう。薬物中毒などの原因では両耳での異常が多い。

音には高低がある

1秒間に何度、音が振動するかという振動の波の速さ（周波数）で音の高低が決まる。高い音のほうが振動の回数が多い。難聴になると聞き取りにくい周波数が出てくる。

耳の左右で差が出る

外耳、中耳、内耳ではどちらかの耳に障害が起こり、“聞こえ”が悪くなっている。一方で脳のどこかに異常がある場合は、両耳の“聞こえ”が悪くなる。

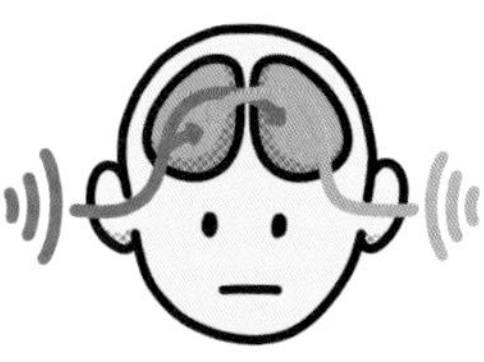

医学的知識
②

空気の振動を感知して音を作る 外耳・中耳・内耳の構造

外耳と中耳は伝音器 内耳は電気信号に変換する感音器

耳の構造

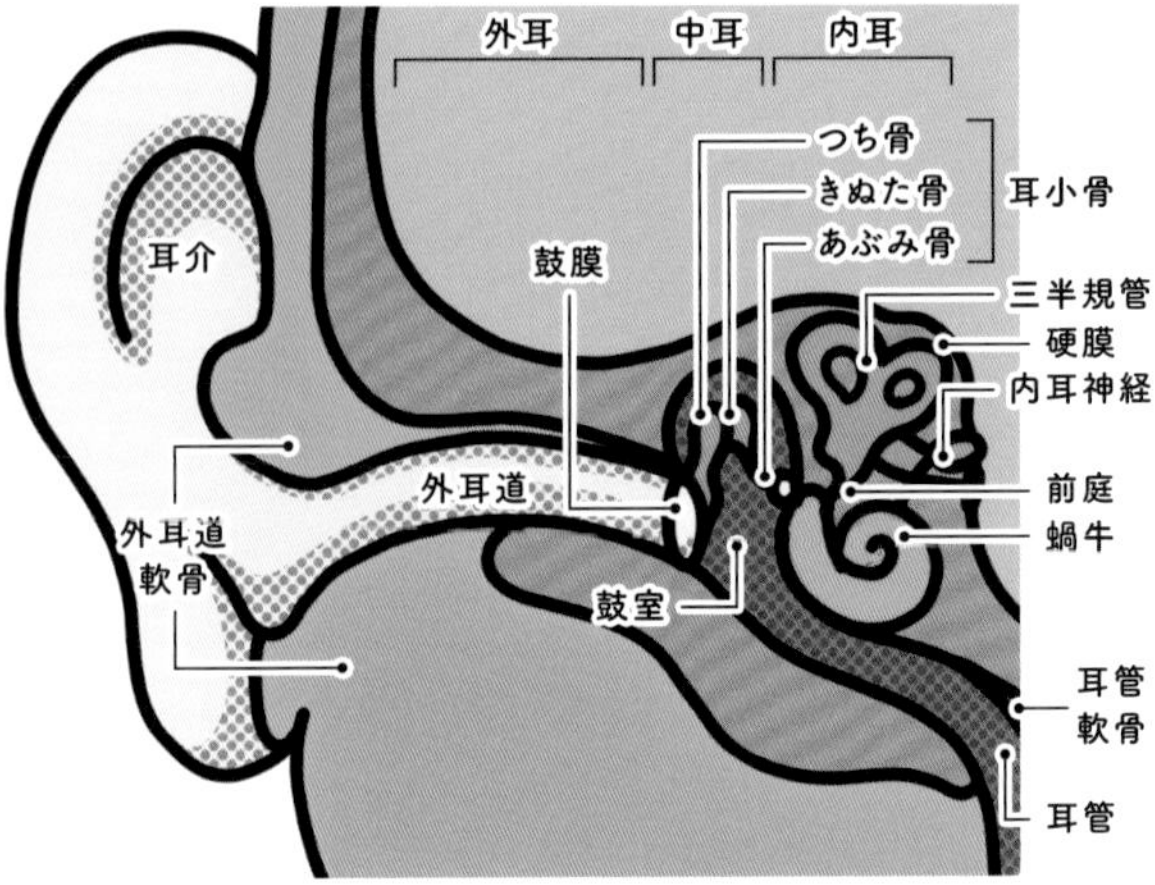

脳で音を認識するまでの音の長い旅の前半は、耳の中が舞台。**耳は外耳、中耳、内耳で構成され**、頭の外側についている部分は外耳の一部で耳介と呼ばれ、音を集める役割です。

音は**外耳に入り、空気を振動させながらくの字形に曲がった約3センチの外耳道を進みます**。その先にあるのは中耳の鼓膜で、ここで音の大半ははね返されますが、残った振動が鼓室に進み、つち骨、きぬた骨、あぶみ骨

内耳の構造

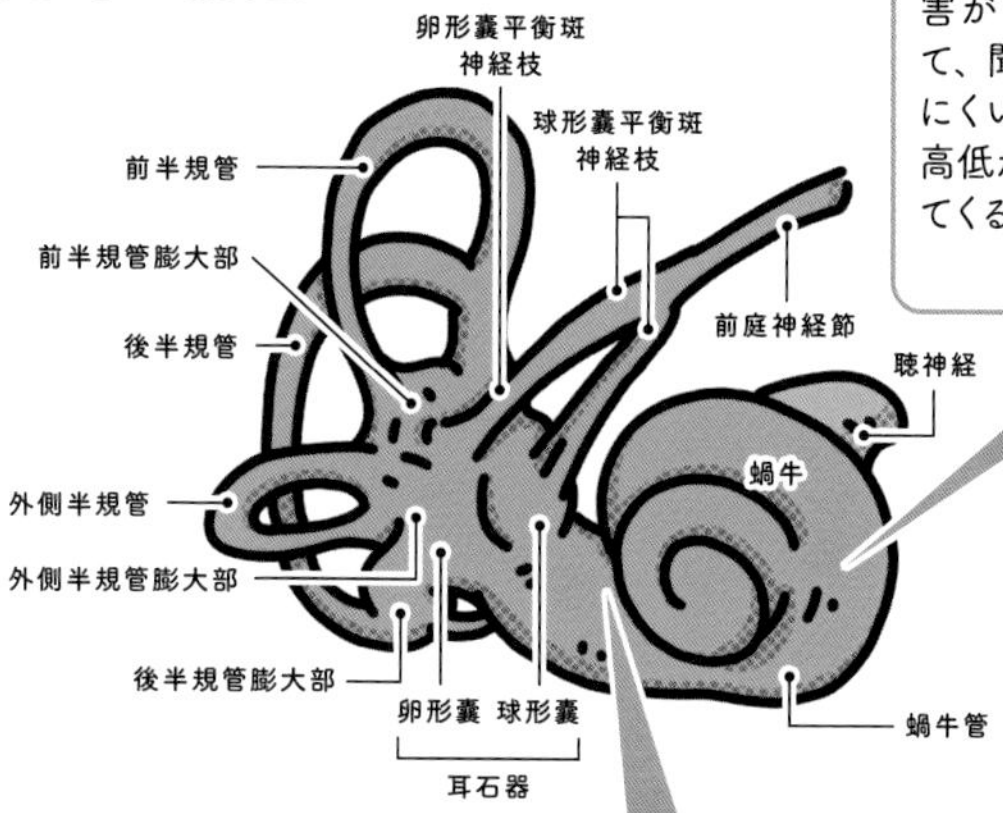
卵形嚢平衡斑
神経枝
球形嚢平衡斑
神経枝
前半規管
前半規管膨大部
後半規管
外側半規管
外側半規管膨大部
後半規管膨大部
卵形嚢
球形嚢
耳石器
前庭神経節
聴神経
蝸牛
蝸牛管

蝸牛は2周半の渦巻き状になっている。振動は高い音、中間の音、低い音の順に伝わり、蝸牛のどの部分で障害が起こっているかによって、聞こえにくい音の高低が違ってくる。

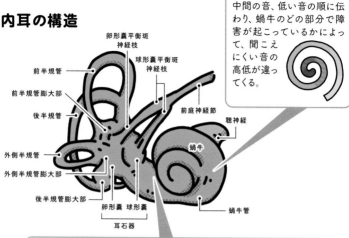

あぶみ骨で音が増幅

米粒ほどの大きさのつち骨ときぬた骨、あぶみ骨が重なっており、てこの原理で振動を増幅させる。一番奥にあるあぶみ骨が重要で、この周囲が固まると内耳に音を伝えにくくなり、内耳の障害も招いてしまう。

で構成される**耳小骨で振動を増幅されて内耳に送られます。**耳小骨の一番奥にあるあぶみ骨の周囲が固着して動きが悪くなる（耳硬化症）と、難聴を起こすことがあります。

聴覚に関与する蝸《か》牛《ぎゅう》、平衡感覚に関与する耳石器と三半規管で構成される内耳は大豆ほどの大きさで、リンパ液で満たされています。**蝸牛にある無数の有毛細胞がリンパ液で揺れて音を電気信号に変換**しますが、細胞が損傷したり減少したりすると聴神経を介して脳に送られる情報量が減り、難聴を招いてしまうわけです。異常な電気信号は耳鳴りとして認識されます。**有毛細胞は生まれてから徐々に数を減らし、一度障害を受けた細胞は二度と再生しない**という性質もあります。これが治療を難しくする要因です。

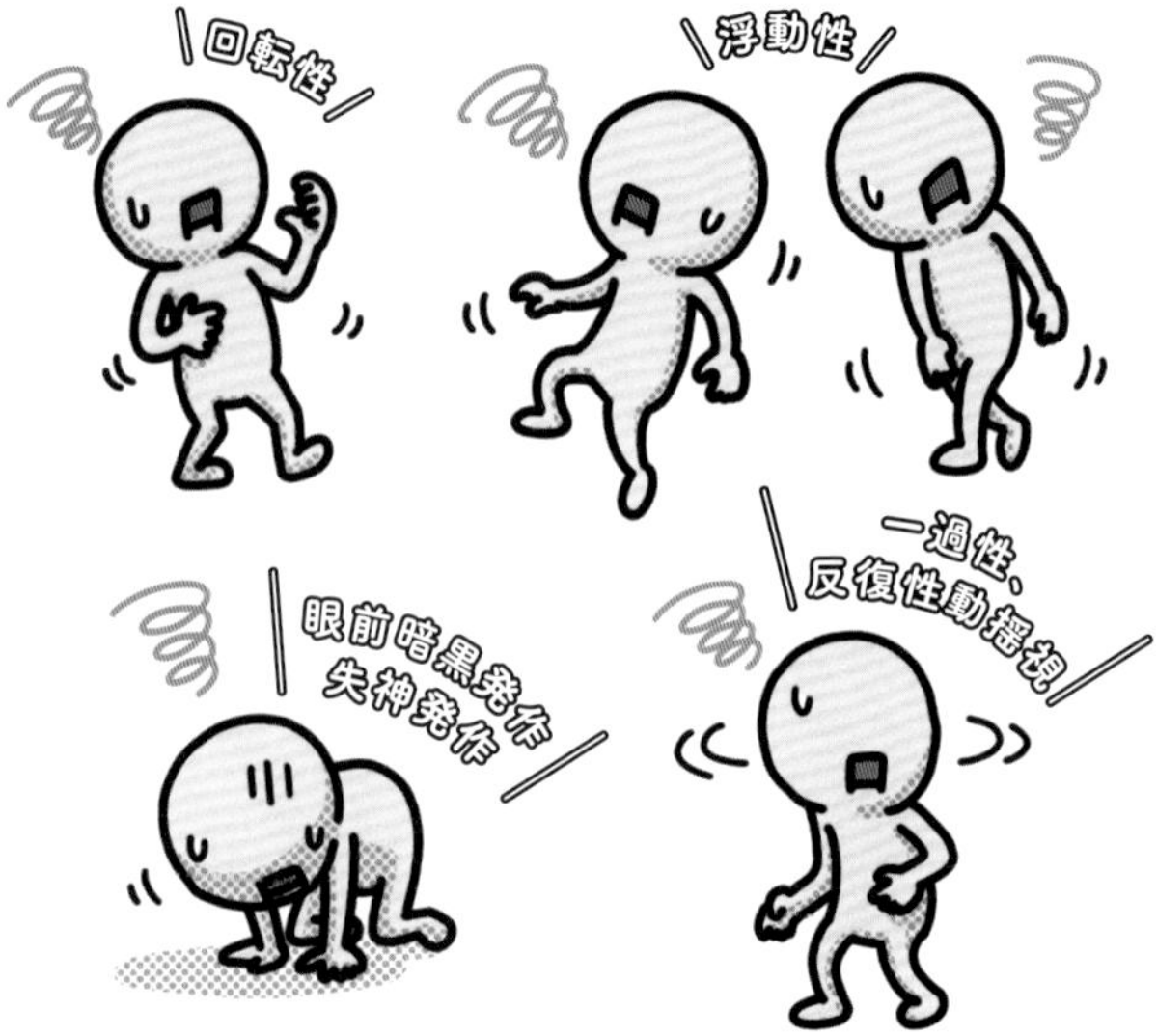
回転性
浮動性
眼前暗黒発作
失神発作
一過性、
反復性動揺視

グルグル、フワフワなど、めまいの症状や
それを起こす要因もさまざま。

内耳は平衡感覚に関与している障害があるとめまいが起こる

耳鳴りや難聴の中には、めまいを併発することがあります。それは内耳で障害が起こっているケースです。内耳を構成する耳石器と三半規管は平衡感覚に関与しています。これらは内リンパ液に満たされており、内リンパ嚢《のう》が水ぶくれ（水腫）すると、それぞれに障害が起こってしまいます。**蝸牛《かぎゅう》の障害で耳鳴りや難聴、耳石器と三半規管の障害でめまいが現れる**のです。代表的なのがメニエール病で、耳鳴り、難聴、めまいを繰り返していくうちに、耳鳴りと難聴は重症化していきます。**内耳の障害は血流阻害も関係**しています。最も影響を受けやすいのが蝸牛で、耳鳴りや

耳鳴り、難聴、めまいが順に現れる

○レルモワイエ症候群の症状

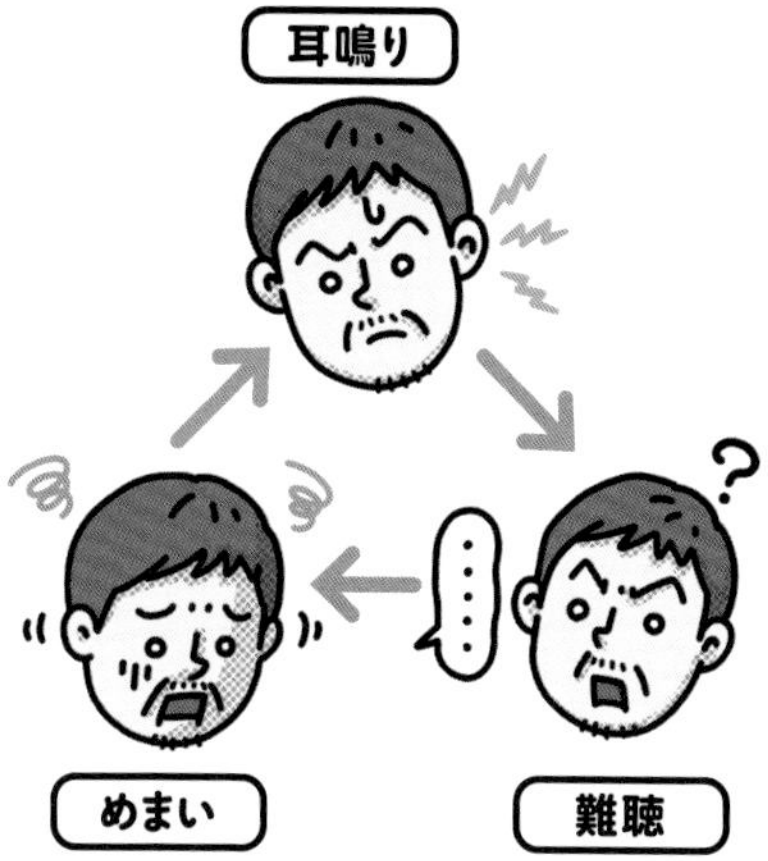

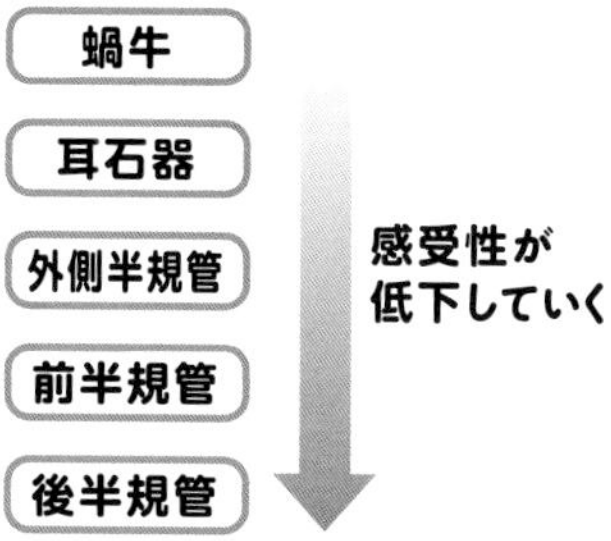

耳鳴り、難聴、めまいが入れ替わり立ち替わり現れ、聴覚と平衡感覚の機能が低下していく。

難聴が発症し、その後に耳石器と三半規管（外側半規管→前半規管→後半規管）の順に感受性が低下し、めまいを引き起こす病気（レルモワイエ症候群）もあります。ほかにもめまいを伴う耳鳴りや難聴には、内耳の一部に穴があいて起こる外リンパ瘻《ろう》や、突発性難聴（内耳動脈をつまらせている原因が前下小脳動脈の塞栓の場合）などがあります。

恐ろしいのがこうした**病気を放置しておくと、聴覚と平衡感覚の機能がどんどん低下してしまう**こと。難聴はゆっくりとした進行のため自覚症状が現れないこともあるので、めまいを感じた際は内耳に異常があり、難聴のリスクを伴っていることも認識しておくとよいでしょう。

医学的知識 ③

電気信号から音を認識させる聴神経と脳の構造を知る

聴神経から情報を受け取る脳幹は音の方向を判断する脳の司令塔

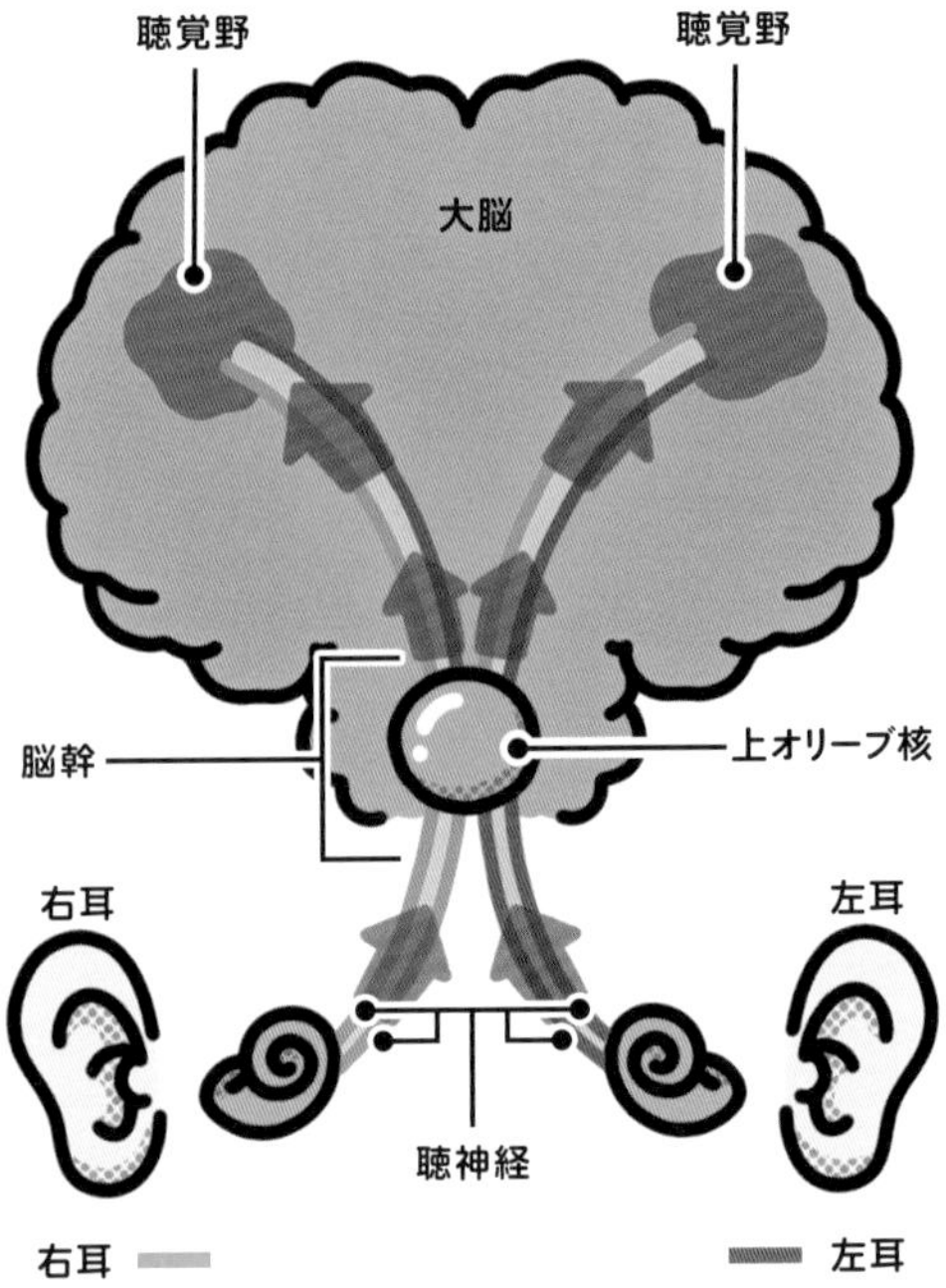

聴覚野
聴覚野
大脳
脳幹
上オリーブ核
右耳
左耳
聴神経
右耳
左耳

内耳からの電気信号が聴神経を介して脳に伝われば音の旅のゴール、という単純なものではありません。内耳からの電気信号が進むのは約3万本の聴神経。ここに**腫瘍**（聴神経腫瘍）**ができて耳鳴りや難聴を起こすこともあります。**脳の玄関は脳幹。**両耳からの電気信号は脳幹から大脳辺縁系にある扁桃体《へんとうたい》や海馬《かいば》と情報交換し、大脳皮質の音を担当する聴覚**野にたどり着きます。ここではじめて音が認

脳幹は命のコントロールセンター

○ 脳幹の聴覚に関する以外の主な役割

生命維持

視床下部というところが呼吸数、血圧、心拍数、消化液分泌調整、体温調節など多くの自律神経機能の高位中枢となっている。また延髄と呼ばれる部分は呼吸中枢を担っている。

平衡感覚

内耳からの感覚情報は脳幹の前庭神経核に伝わる。小脳と連絡を取り合いながら平衡機能、姿勢機能などの調整を担当している。

運動機能

脳幹網様体というところは筋の緊張、姿勢や運動に関する神経細胞の連絡統合を行っている。また全身から感覚情報、運動皮質からの情報などがここに送られてくる。

識される、つまり音の旅のゴールを迎えます。

内耳、聴神経まで障害なく音の旅が続いていても、脳幹で旅路が険しくなるケースもあります。脳幹は“寝る・食べる・呼吸する”という生命活動の根本部分を担当する命のコントロールセンターで、**聴覚においては音の方向を感知する役割**があります。**左右の耳からそれぞれ同側と反対側の2方向に聴神経が出ており、脳幹の上オリーブ核という場所で交差し、右脳と左脳の両方の聴覚野につながっています。**脳幹は左右の耳から届く音の大きさや時間のわずかな差を感じ取って音の方向を判断します。立体的な音となるわけです。**この脳幹に障害が起こると聴覚だけでなく、人体のさまざまな機能に支障をきたすこ**とになります。

医学的知識 ③

音を感知する脳のネットワーク

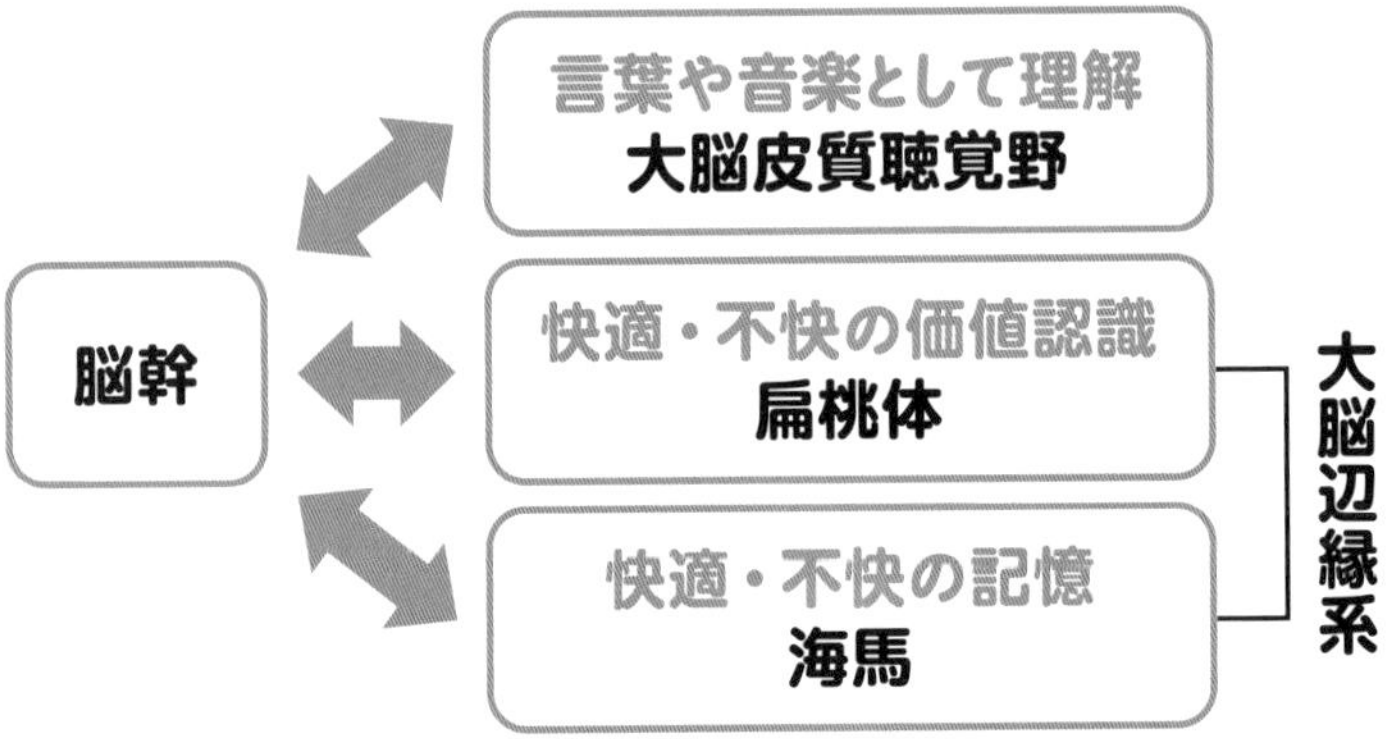
言葉や音楽として理解
大脳皮質聴覚野
脳幹
快適・不快の価値認識
扁桃体
快適・不快の記憶
海馬
大脳辺縁系

大脳辺縁系の異常も耳鳴りや難聴の原因のひとつ。

脳幹からは聴覚野のほかに大脳辺縁系へのルートもある

脳幹からの情報で大脳皮質の聴覚野が音を言葉や音楽として認識しますが、音は大きさや高低だけで種類分けできるでしょうか？大勢が会話している中で誰の声かを聞き分けたり、鳥のさえずりやさざなみに癒やされたり、窓ガラスをひっかく音を不快に思ったり、音から受ける印象はさまざまです。**音の刺激によって脳はとても複雑に活動**しており、その中に大脳辺縁系と呼ばれる部分があります。

この部分は扁桃体《へんとうたい》と海馬《かいば》と呼ばれる部位などから構成されており、ここで音が意味あるものになるともいえます。**扁桃体は脳幹からの情報経路と聴覚野から海馬を経由する経路**

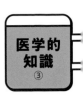

脳が音の種類を感知している！

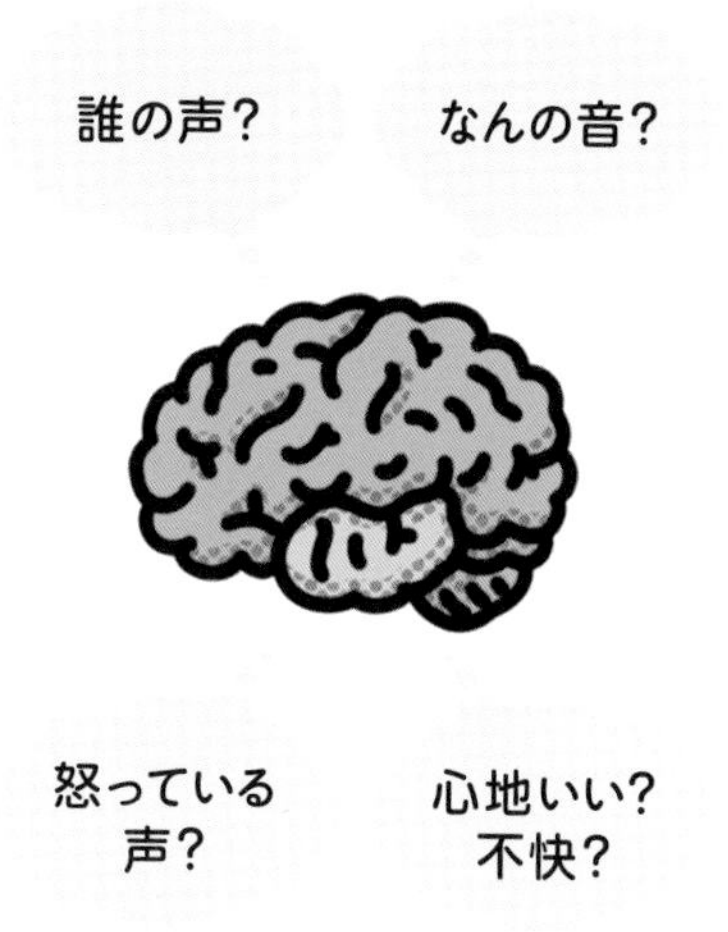

秋の虫の鳴き声は多くの外国人にとって不快な音

私たちは秋になると虫の鳴き声に風情を感じる。ところが多くの外国人は雑音、つまり不快な音だと認識している。これも大脳辺縁系の活動によるものだといわれている。

があります。ここで音が自分にとって**快適なものか不快なものかの価値判断が行われている**のです。その判断は大脳皮質への経路が自律神経への経路で送られます。自律神経は呼吸や代謝、内臓の活動調整、精神状態などに関与していますが、音がこれらに影響を与えているといえます。また経路は一方通行ではないため、経路先の状況が扁桃体にも関わっているといえるでしょう。

　こうした**価値判断は海馬で記憶**されます。扁桃体や海馬はとても繊細な部位で、ささいなストレスにも過剰に反応してしまう性質を持っています。**大脳辺縁系に異常があれば、聞こえ方に支障が出るのはもちろん、全身の機能に不具合が生じます。**

医学的知識④

耳鳴りとはいったいなに？不快音になるメカニズムを知る

外耳、中耳、内耳、聴神経、脳どこかで障害が起こっている

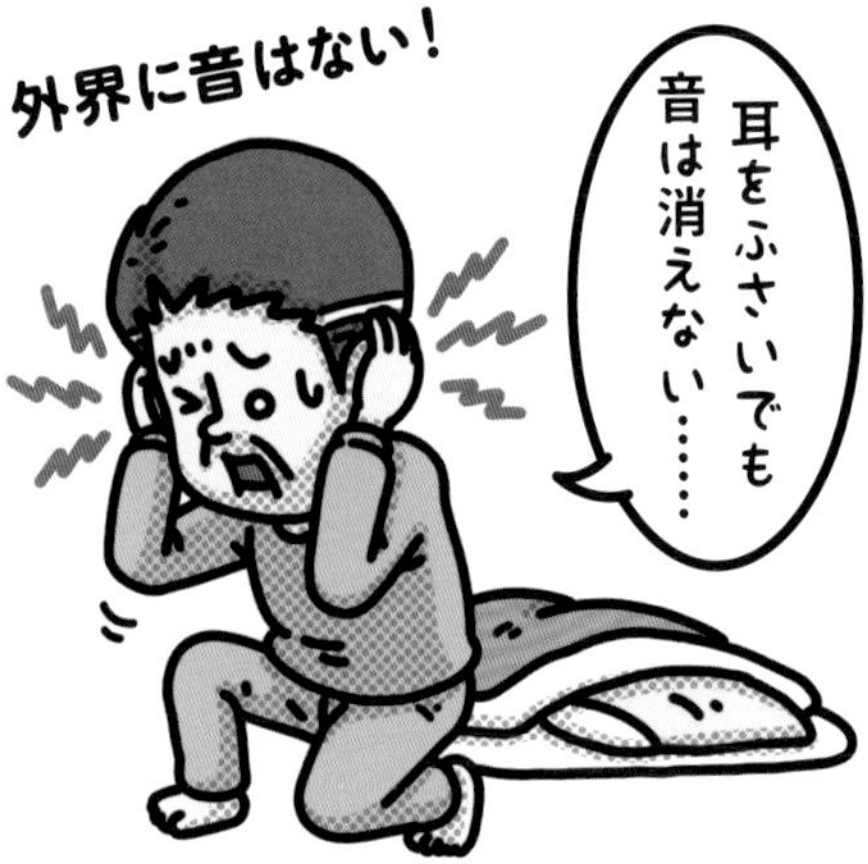
外界に音はない！
耳をふさいでも音は消えない……

○ 耳鳴り

周囲の音ではなく、耳の中で音が鳴っている症状。体のどこかで音を発生させており、聴診器などで聞き取れる他覚的耳鳴りと、本人にしか聞こえない自覚的耳鳴りがある。

電車がトンネルに入ったときや、飛行機が離着陸するときに「キーン」という音を感じたことがありませんか？　これは急な気圧の変化で鼓膜にかかる気圧も変化することで作りだされる音です。ただ**一時的ではなく頻繁にある耳鳴りは、外耳・中耳〜内耳〜聴神経〜脳幹〜聴覚野の経路のどこかで障害が起こっています。**それぞれの異常やそれを招く背景因子については別途解説します。

耳鳴りが発症するケース

ケース① 難聴をきたす病気によるもの

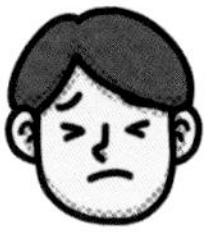

血管障害、炎症、加齢による細胞の損傷、腫瘍などが原因となる病気の症状として耳鳴りが起こる。“聞こえ”が悪くなる難聴がセット。

ケース② 疲労やストレスによるもの

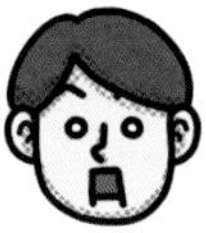

自律神経のバランスが悪くなったことなどにより、耳の中で音が作りだされる。頭の中で感じる頭鳴《ずな》りも起こることがある。

健康な人でも発症するため、
耳鳴りを起こす背景因子を突き止めることが重要！

ここで覚えておいてほしいのが、**健康な状態でも耳鳴りが発症する**ということ。冒頭でも述べましたが、耳鳴りはすべての人にあります。それを感じるか感じないか、また気になるかならないかという違いがあるだけ。難聴に関わる病気を患っている場合は、診断のもと早急な治療が求められます。一方で**疲労やストレスなどから発症する耳鳴りは、経過観察の選択でよい場合があります。**複雑な構造をしている耳や脳は繊細で、体のさまざまな部位とつながっており、どこかの不調が耳鳴りを起こすことがあるからです。経過観察は〝放置する〟という意味ではありません。**疲労やストレスを生じさせている要因を探ることが重要**です。それを取り除けば耳鳴りを予防できるわけです。

医学的知識 ⑤

難聴とはいったいなに？ 聴力低下がもたらす症状

音の大きさや高低だけでない 音の識別や処理能力が低下する

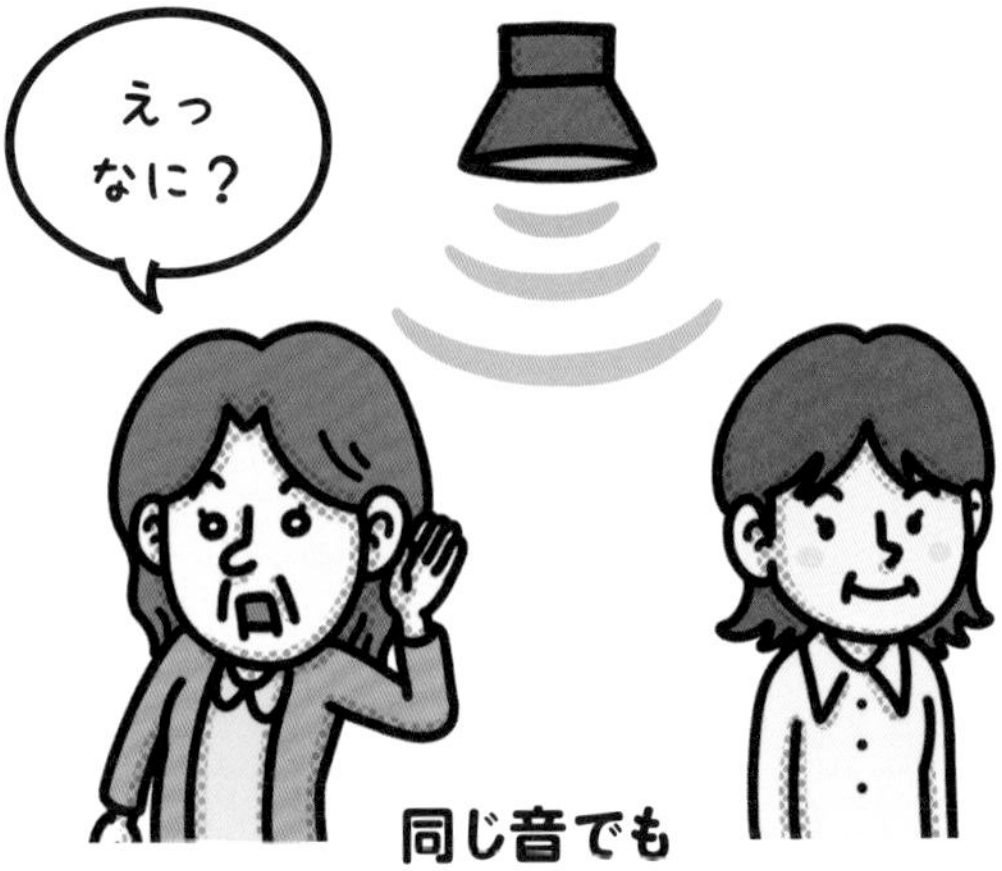

同じ音でも “聞こえ” が違う

○ 難聴

音が耳に入ってから脳で認識するまでの経路のどこかで障害が起こり、聞こえにくくなったり、まったく聞こえなくなったりする症状。障害のある場所で症状が異なる。

難聴がある人に声をかけても聞こえていないが、悪口は聞き取れているというようなことを経験した、または聞いたことがありませんか？　その理由は定かではありませんが、難聴の症状をひとくちではいい表せないことが関係しているかと思います。**音は強弱を示すデシベル（dB）と高低を周波数で示すヘルツ（Hz）の単位で表され、難聴はこれらの単位で認識できる幅がせばまったり、偏ったりした**

音の大きさだけでなく さまざまな要因が症状に現れる

高い（低い）音が聞き取りにくい	2周半の渦巻き状になっている蝸牛《かぎゅう》は、音の高低を感知する部分が分かれている。蝸牛のどこで障害が起こっているかによっても聞き取りにくい音の高低が違ってくる。
言葉を聞き分けにくい	内耳に障害が起こっていると不適切な電気信号になり、聴神経や脳の音の価値判断をする機能も低下していると、言葉の聞き分けが困難になる。
聞きたい音を識別できない	内耳や聴神経、脳は左右の耳から入ってくる音の差を敏感に感じ取って調整するが、その機能が低下していると、例えば雑音の中から聞きたい音を識別できなくなる。
早口の会話が聞き取れない	音の強弱、高低、言葉の聞き分け、識別をする機能の低下は、脳での情報処理能力にも影響する。聞き間違えもこうした状態によって起こりやすい。

度合いや頻度、苦痛度は人それぞれ違う。

状態であることをお伝えしました。ただ、聞き取れる音の大きさや高さで話しても言葉を認識されないこともあります。

それは内耳や聴神経、脳の働きが悪くなると、**言葉を聞き分ける能力が低下**するからです。また、**音を識別する能力も低下し、さらには音を処理する能力も衰えていきます。**雑音の中で音を聞き取る、早口で話された内容を理解するのが非常に困難な状態なのです。

こうした状態がすべての難聴に共通しているわけではありません。耳に音が入ってから脳が認識する経路のどの段階で障害が起こっているか、難聴を発症させている病気がなになのかで症状は違ってきます。生活に支障が出ること、苦痛を伴うこと、そして早期の治療と予防が重要であることは共通しています。

医学的知識⑥

内耳は繊細かつ壮大な器官 難聴の主な要因は内耳の異変

伝音難聴と感音難聴がある 内耳の異変は血流が深く関与

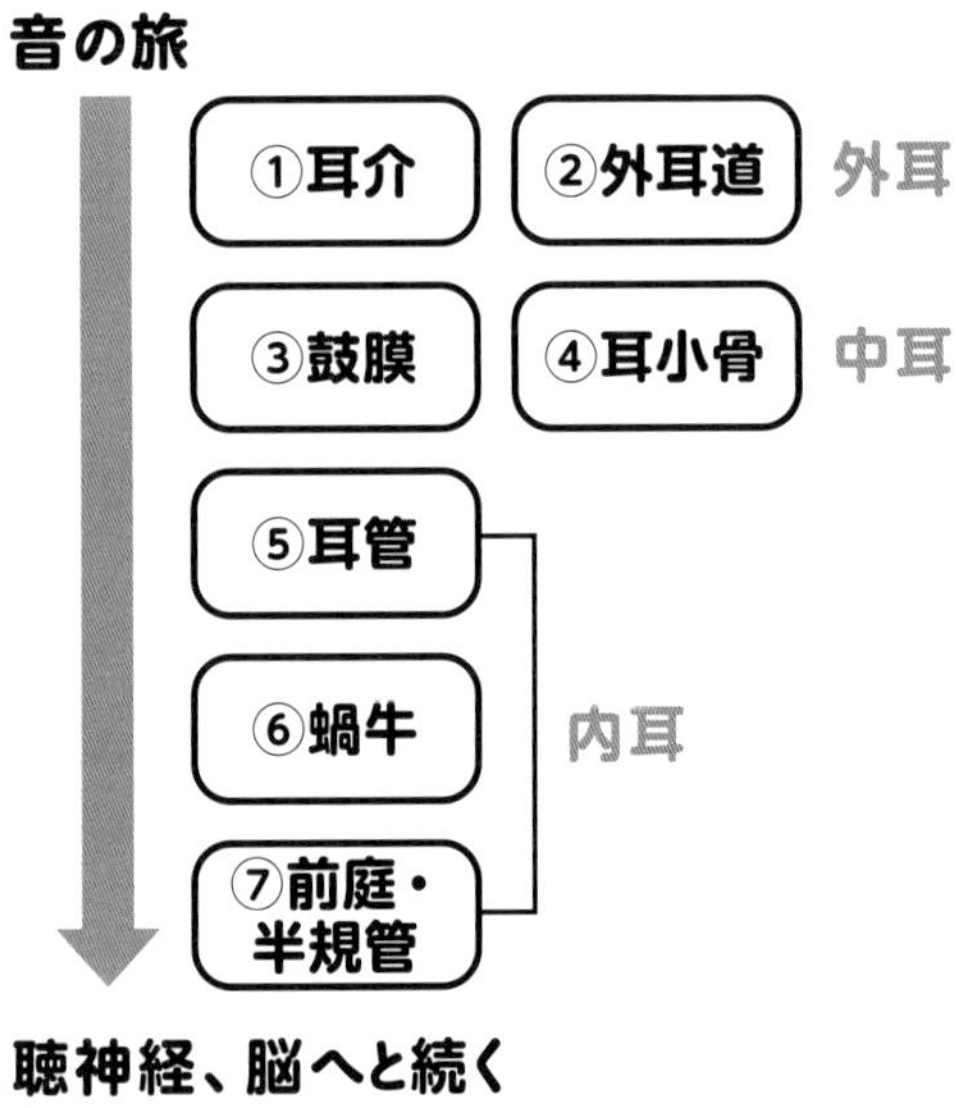

音の旅
①耳介
②外耳道
外耳
③鼓膜
④耳小骨
中耳
⑤耳管
⑥蝸牛
⑦前庭・半規管
内耳
聴神経、脳へと続く

耳介から入った音は、耳、聴神経、脳へと長く複雑な道のりを進みます。難聴のうち、**外耳、中耳の障害によるものを伝音難聴、内耳以降での障害によるものを感音難聴**といいますが、これについては94ページで詳しく説明します。ここで知ってもらいたいのは、**耳鳴りや難聴の多くは内耳の障害が原因**であること。内耳は〝大きな電気工場〟と例えられ、その中で大きな役割を担うのが蝸牛《かぎゅう》です。

音を聴神経へ届ける内耳のしくみ

1. **血液が一酸化窒素を蝸牛に届ける。**
2. **一酸化窒素がカリウムイオンを動かす。**
3. **蝸牛の内リンパ液に対流を起こす。**
4. **有毛細胞が動く。**
5. **摩擦によって音が電気信号に変換される。**

一酸化窒素が必要量に達していないと
電気信号に不具合が生じて難聴になる！

➡ **聴力低下やめまいも起こるケースが多い。**

蝸牛は内側と外側がリンパ液で満たされており、**内リンパ液の電位差の特性によって対流が起こり、1万5000もの有毛細胞が動きます。**その摩擦によって音が電気信号に変換されるのです。**この摩擦音が耳鳴りの正体のひとつで、有毛細胞の損傷や減少によって難聴が発症**します。

有毛細胞を動かすのに重要なのがカリウムイオンで、これを動かすのが遺伝子や体内で発生する一酸化窒素です。**一酸化窒素の発生量は加齢とともに減少します。これが原因で起こるのが加齢性難聴**（P98）です。必要な量の一酸化窒素を内耳に届けるには血流をよくすることが欠かせません。内耳の血管は微細なために血流のちょっとした滞りでも異常が発生してしまうのです。

医学的知識 ⑦

音を正しく認識させない聴神経の障害と脳の異常反応

ゆっくりとした進行が耳鳴りを慢性化させる

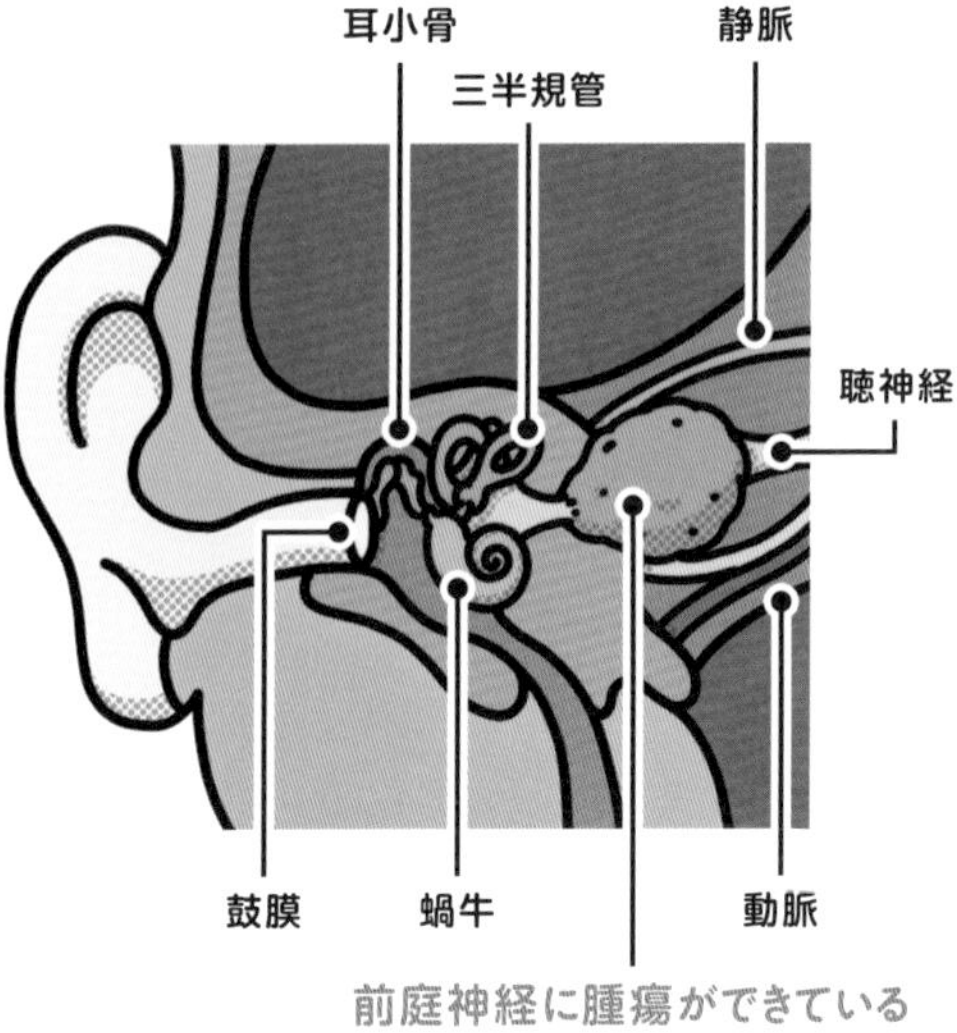

○ 聴神経腫瘍とは

聴神経にできる腫瘍は良性だが、蝸牛などに存在するさまざまな神経を圧迫し、耳鳴りや難聴、めまいを発症させる。

体中には末梢神経《まっしょうしんけい》が網の目のように張り巡らされており、そこから集められた情報は中枢神経に集められ、情報をまとめて判断し、脳から運動神経や自律神経に指令を出します。聴神経も末梢神経のひとつで、聴覚を担当する蝸牛《かぎゅう》神経と、平衡感覚を担当する前庭神経（上下合わせてふたつある）で構成されます。この前庭神経に腫瘍ができることがあり、聴神経腫瘍と呼ばれます。腫瘍は良性ですが、さ

頭鳴りが難聴を引き起こすこともある

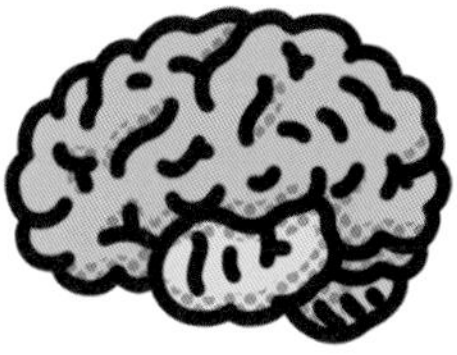

脳が興奮状態になっている場合

脳の過剰反応が蓄積して脳過敏となり頭鳴りを発症させる。脳の興奮は難聴が要因のもの、脳過敏性症候群という病変が要因のものがある。脳に腫瘍ができた場合は、進行が遅いため頭鳴りに気づきにくい。

脳への血流が不足している場合

脳に血流障害が発生すると耳鳴りやめまいを伴うことがあり、体の異変に気づいて医療機関を訪れることが多い。聴神経腫瘍、進行した脳腫瘍、脳出血、脳梗塞など命に関わる病気を患っているかもしれない。

脳がだまされる「錯聴」

実際にはない音や声が聞こえる“空耳”は錯覚現象で「錯聴」という。さまざまな錯聴があるが、これは脳が混乱した状態。脳が記憶から推測したり補ったりしている状態で、それは間違った処理をしているともいえる。

まざまな神経を圧迫するので、中枢神経への情報伝達に不具合が生じることは想像できるでしょう。**腫瘍の成長速度は遅く、ほかの神経や脳への影響もゆっくりした進行のため、耳鳴りや難聴に気づきにくい性質があります。**治療は早いのに越したことはなく、聴神経腫瘍の早期発見には検査が必要です。

　気をつけたいのが耳鳴りの慢性化です。14ページでも少し触れましたが、**耳鳴りが慢性化すると、脳が過剰に興奮し、脳の異常反応によって頭《ず》鳴《な》りを発生させてしまう**ことがあるのです。頭鳴りの原因は脳になんらかの異常が発生している場合と、脳への血流が不足している場合があります。聴神経腫瘍は大きくなると脳幹を強く圧迫するため、脳の血流障害の要因にもなります。

医学的知識⑧

内耳にも聴神経にも異常はない〝聞こえ〟を自覚できない心因性難聴

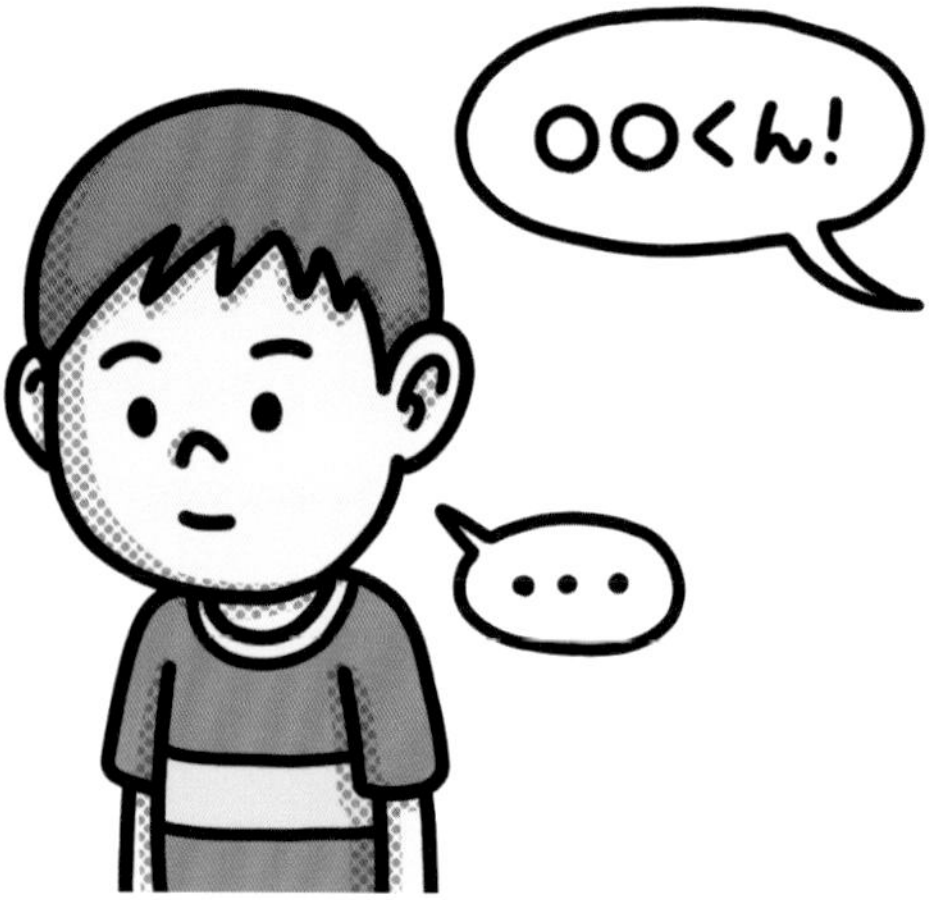

本当は聞こえているのに聞こえていないと脳が判断

難聴には外耳や中耳での障害による伝音難聴と、内耳での障害による感音難聴があり、その両方が発症している場合もあります。また脳の異常でも起こります。それとは別にもうひとつ存在するのが**心因性難聴で、機能性難聴とも呼ばれます。簡単にいうと精神の不安定によって引き起こされる難聴**です。

精神状態を乱す大きな要因がストレス。心因性難聴は小学生や中学生に多くみられ、**本**

脳が興奮して苦痛のネットワークを構築

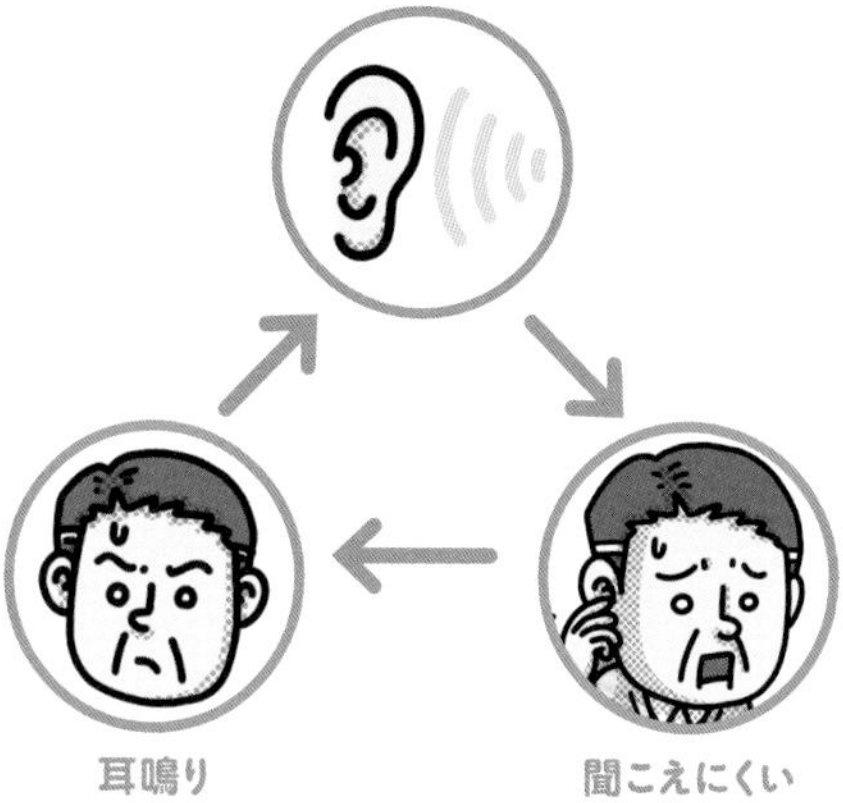

不安な気持ちが負のスパイラルを作る

声が聞き取りにくい不安や苦悩から、耳に強く意識を向けると、脳が聞こえない音域を聞き取ろうと過度に興奮する。それが耳鳴りを引き起こすことになり、苦痛が増すという事態に陥る人が多い。

➡ 耳鳴りや難聴の治療と並行して心のケアも必要！

当は聞こえているのに脳が〝聞こえていない〟と判断してしまうのです。新生児聴覚スクリーニング検査のように他覚的な検査では異常がみられませんが、聞こえたときに本人がボタンを押す純音聴力検査では〝聞こえていない〟という結果になります。これは身体症状症（身体表現性障害）のひとつで、〝聞こえない〟という反応は心理的な要因で起こると考えられています。そのため**耳鼻科的治療は限られ、心療内科などの精神神経学を専門とする機関で治療を行う**ことになります。

　心因性難聴以外でも聴力は精神と深く関わっています。それは**難聴に過剰に意識を向けることで脳が興奮し、耳鳴りを誘発してしまう**こと。こうした場合もカウンセリングなどで精神状態を安定させることが求められます。

不調の対処①

異変を感じたらすぐに耳鼻科へ 問診から背景因子を探る

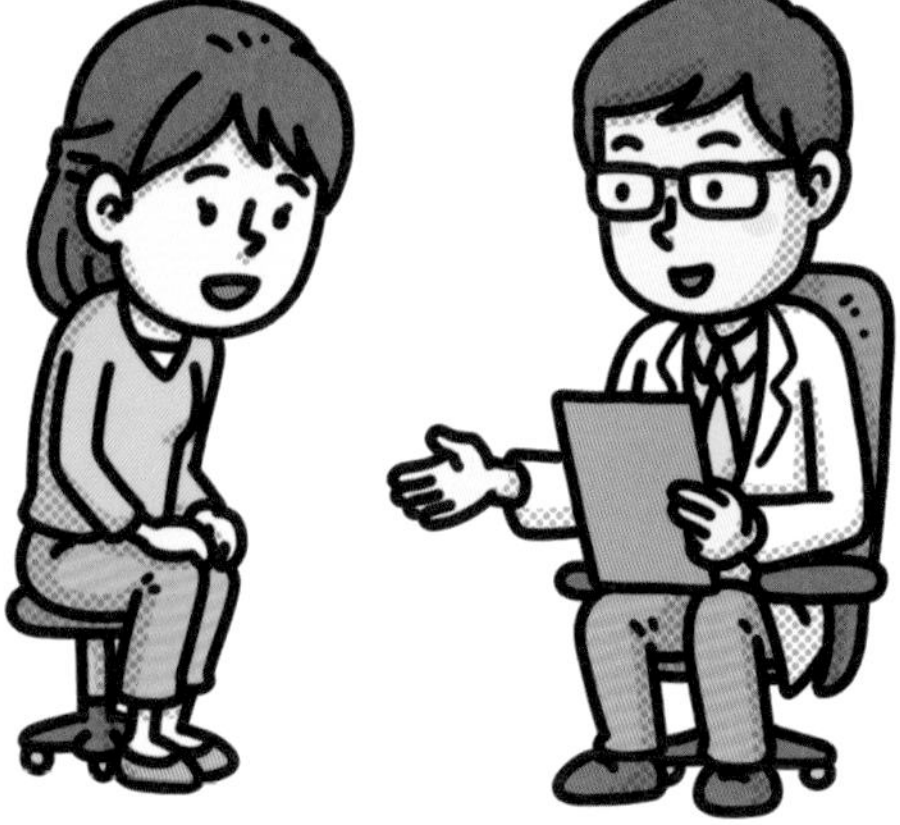

問診をすることで

①症状を正確に把握できる
②深刻な病気の可能性を探れる
③適切な検査を行える

〝耳鳴りは治らない〟は誤診 自己改善の意識を念頭に置くべき

「耳鳴りは苦痛だけどがまんしながら生活できないこともない」と考えている人がいるようです。耳鳴りはゼロにはできませんが、軽減させることはできます。また耳鳴りの慢性化によって難聴が発症することもお伝えしました。深刻な病気がひそんでおり、聴覚以外に悪影響を及ぼす可能性もあります。**〝がまん〟が伴うような状況ならばすぐに医療機関を受診**してください。治療は問診から始まり

放置することは危険でしかない！耳の不調と正しく向き合おう

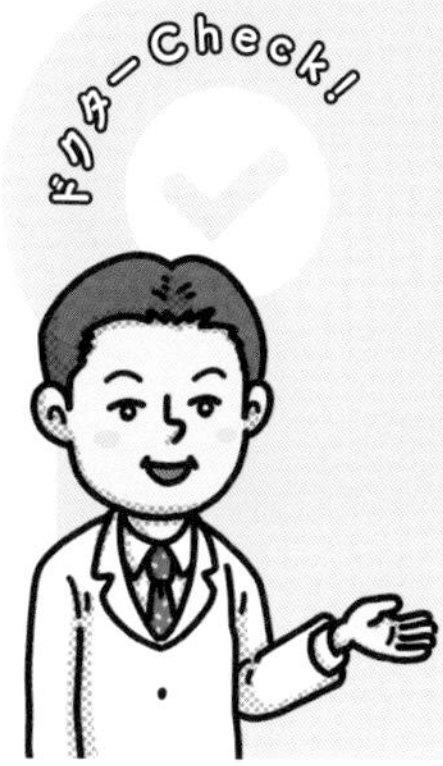

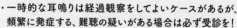

自分の体を守るには治療を始めることが求められる

- 一時的な耳鳴りは経過観察をしてよいケースがあるが、頻繁に発症する、難聴の疑いがある場合は必ず受診を！
- なんとか生活できていても支障が出ている場合は受診を！
- 年齢のせいにしてよいケースはない。
- 症状が慢性化や重症化した場合、治療をしても健康な状態に戻らないことを心得ておく。

ます。問診の要点は次のとおり。

①耳鳴りに関すること

・耳鳴りが発生する場所
・片方の耳のみか、両耳か
・耳鳴りの音の種類（高低、鳴り方など）

②難聴やめまいなど併発する症状について

③アレルギーの有無、薬物使用の有無、職業、過去に患った病気などについて

問診もそこそこに薬を処方して経過観察の判断をする医療機関もあるようですが、耳鳴りの原因を突き止められなければ改善の道筋が立ちません。さらに不安な状態で生活することが症状を悪化させたり、ほかの部分で調子をくずしたりすることになりかねません。**医師も患者も耳鳴りを発生させている原因を取り払うことが、改善の本丸**なのです。

不調の対処②

聴力検査で難聴のタイプや背景因子を突き止める

耳鳴りの音の大きさや高低を探る
難聴は障害のある場所を鑑別する

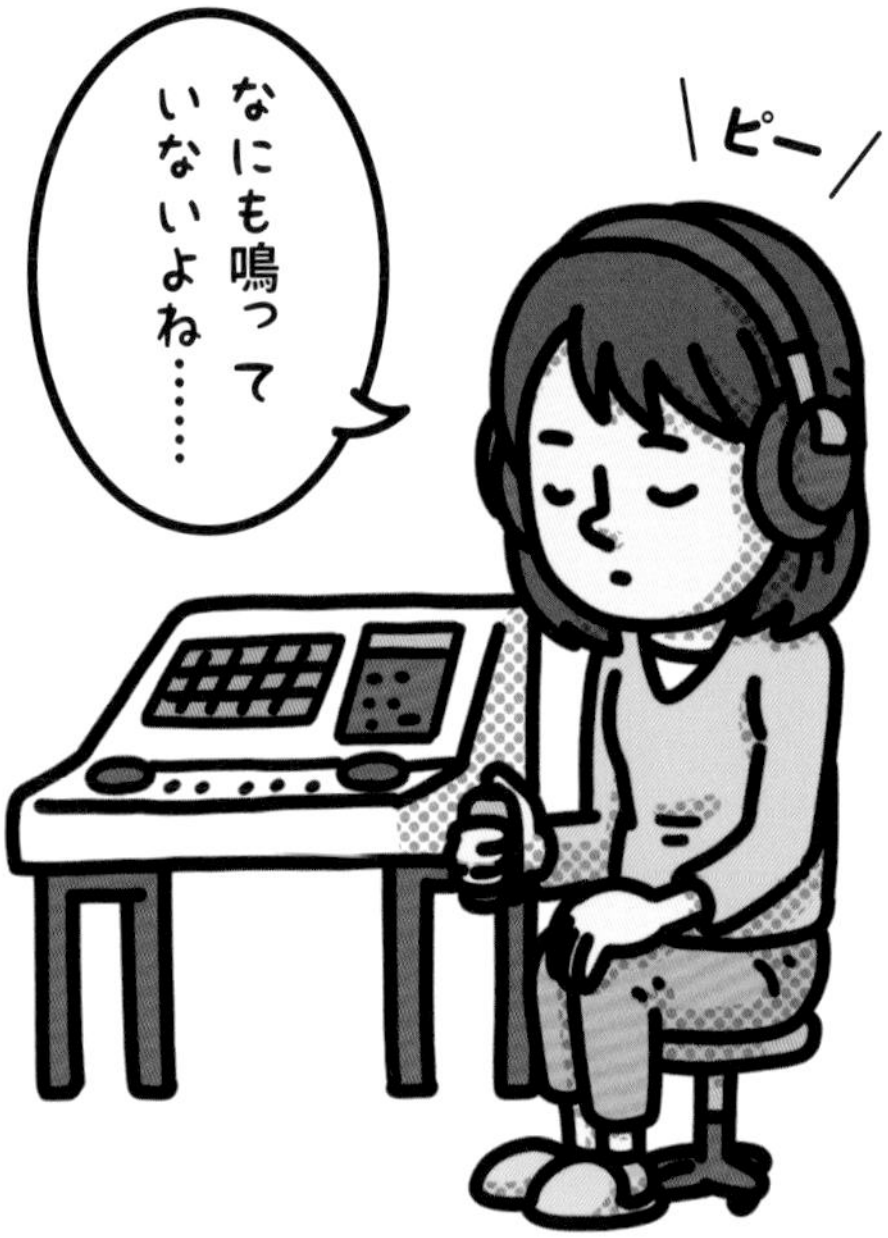

問診後、耳鳴りではオージオメーターという発振器を使用し、状態を検査します（純音聴力検査）。音の高さを調べるピッチ・マッチ検査では、「キーン」「カチカチ」などの高音か、「ゴー」「ブーン」という低音かを客観的に把握。その後、音の種類を変えながら耳鳴りの大きさや周波数を探るラウドネス・バランス検査を行い、**耳鳴りの要因を推定**します。

難聴でもオージオメーターを使った検査を

純音聴力検査でわかること

耳鳴り → **高音・低音、音の大きさから障害が起こっている場所を鑑別。**

耳鳴りは本人しか自覚できないが、検査によって音の高さや大きさを確認することで、状態が見えてくる。高音の場合は内耳の障害が多い。低音の場合は中耳炎や耳垢栓塞《じこうせんそく》、メニエール病、突発性難聴、心因性のものが疑われる。

難聴 → **「伝音難聴」「感音難聴」「混合性難聴」を見極める。**

耳介から耳小骨までの音を伝える部分の障害による「伝音難聴」、内耳から脳に至る音を感じる部分の障害による「感音難聴」、その両方が混じった「混合性難聴」のいずれかを見極めることにより、障害のある場所を鑑別する。

行います。聞こえ方のレベル（軽度、中等度、高度、重度）を確認するとともに、グラフから聞こえにくい音域（4つの型）を確認します。

【低音障害型】日本語の中心になる母音は低音のため、会話が聞き取りにくい傾向。耳がふさがった感覚の人が多く、**中耳炎や耳管狭《じかんきょう》窄症《さくしょう》**、**初期のメニエール病**などが疑われます。

【高音障害型】高音である子音が聞き取りにくいため、聞き漏らしが増えます。**加齢性難聴**、**薬物中毒による障害**などの場合が多いです。

【谷型】音の高低の中央部が聞き取りにくいために会話が全体的に不鮮明になります。主に**聴神経腫瘍**でみられます。

【聾型《ろうがた》】グラフの線が全体的に低位置にあり、音全般が聞こえていない表れ。**内耳炎、重度の突発性難聴、先天性内耳奇形**などが疑われます。

語音聴力検査で言葉の聞き取り状況を調べる

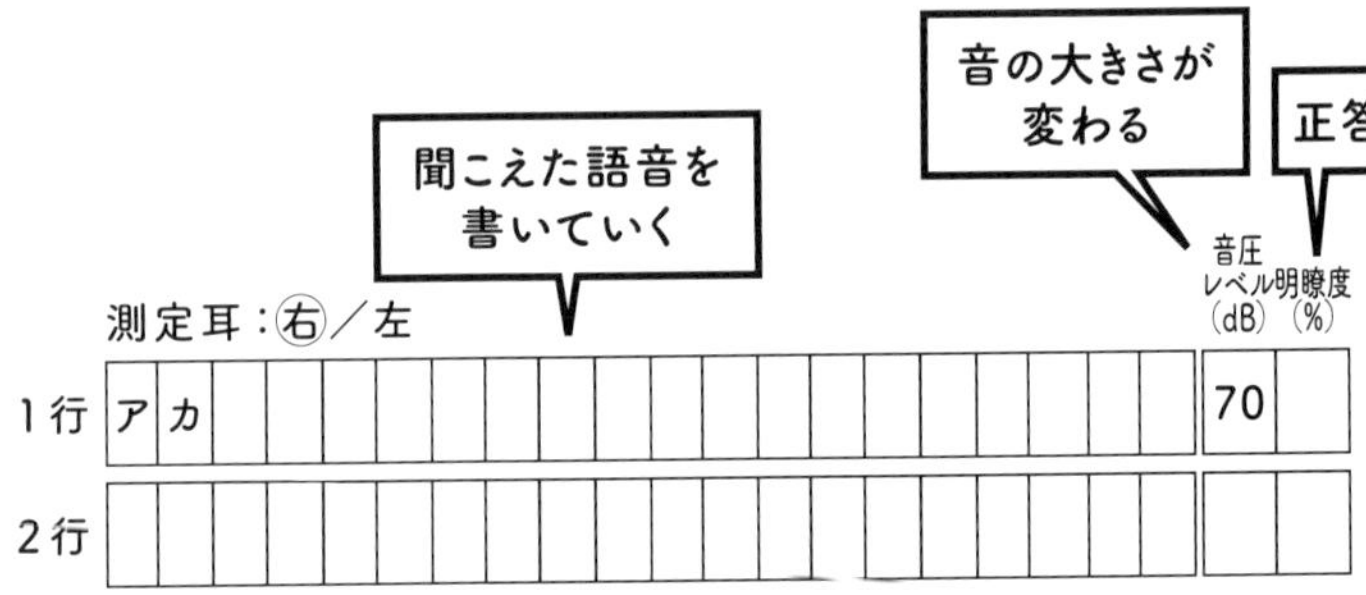
音の大きさが変わる
正答率
聞こえた語音を書いていく
音圧レベル（dB）
明瞭度（%）
測定耳：㊨／左
1行
ア
カ
70
2行

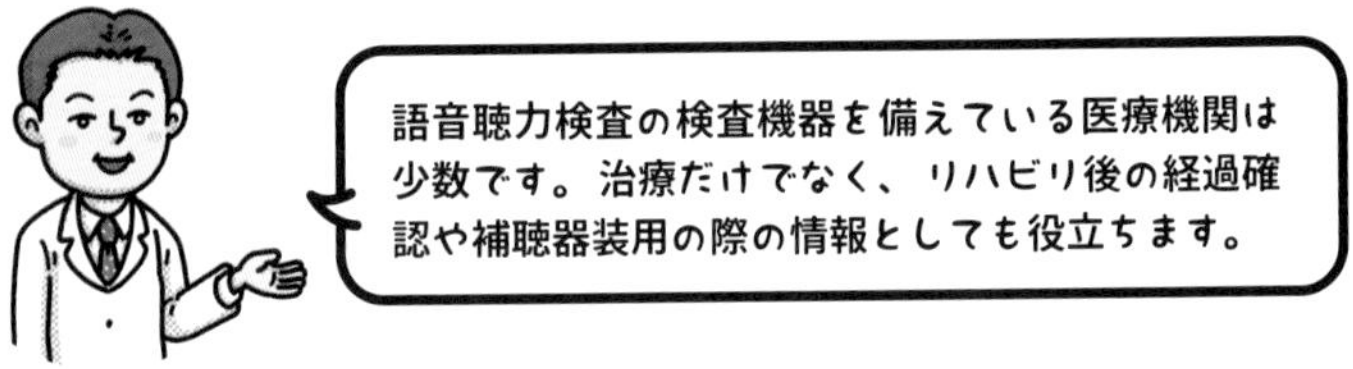
語音聴力検査の検査機器を備えている医療機関は少数です。治療だけでなく、リハビリ後の経過確認や補聴器装用の際の情報としても役立ちます。

検査の種類が増え、精度が高まり あらゆる患者を救える医療に

オージオメーターを使った検査と同様に取り入れられているものにABR（聴性誘発反応検査）があります。患者さんが寝た状態になり、モニターで音の反応による脳波を見て確認するもので、新生児や乳幼児にも対応できます。また、オージオメーターを使った検査は純音聴力検査と呼ばれ、単純な音によって聴力の程度を調べるものです。原因を突き止めて治療内容を適切に判断するには、複数の検査が必要になります。**語音聴力検査**もそのひとつです。

患者さんにヘッドホンを装用してもらい、「ア」「カ」といった語音を発信します。患者さんは聞き取った語音を専用用紙に記入してい

さまざまな検査方法がある

ABR（聴性誘発反応検査） → 新生児や乳幼児の検査にも使われる。

オージオメーターでは患者の反応が必要だが、ABRは寝た状態で音への反応をモニターで確認し、難聴を引き起こしている障害のある場所を鑑別できる。神経系の病気をはじめ、脳幹の腫瘍や挫傷、変性、炎症などの進行具合を確認するモニターとしても使用される。

MRI **CTスキャン** **MRA** **脳スペクト** → 頭鳴りの検査にも有効で脳の病気も調べられる。

MRI検査やMRA検査、CTスキャン検査は、脳腫瘍や動脈瘤、脳出血、脳梗塞などを見つけられる。頭鳴りの場合は血流の減少による虚血が原因のため判別が難しいが、脳スペクト検査では脳の血流が細部にわたって画像に映しだされるため、虚血による欠損部も判定できる。

きます。**伝音難聴の場合、音を大きくしていけば100%正解しますが、感音難聴の場合はそうとはいきません。**伝音難聴か感音難聴かを見極めるのに最適な検査というわけです。

　めまいを伴う場合は、目の平衡障害の検査や体の平衡感覚の検査なども行い、病気を探っていきます。血液検査から原因を確定していくこともあります。**頭鳴《ずな》りと診断された場合は、MRI検査やMRA検査、CTスキャン検査によって脳の状態を見ます。さらに脳スペクト検査の登場によって脳の血流を細部にわたって確認できるようになりました。**

　このように問診をもとに必要な検査を行えば、原因を探しだすことができます。耳の不調は自分以外の人にはわかりません。検査によってそのストレスも軽減されるでしょう。

不調の対処③

症状で専門が変わる受診先 医療機関選びが予後を左右する

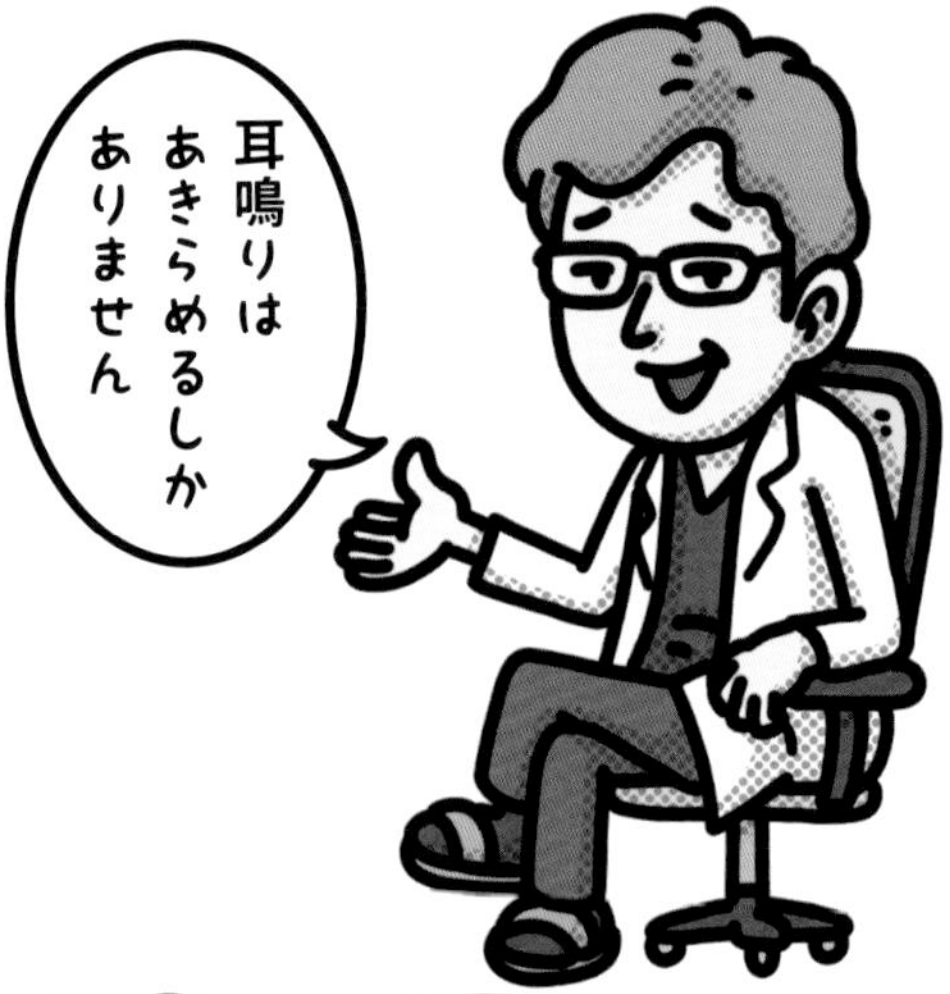
耳鳴りはあきらめるしかありません

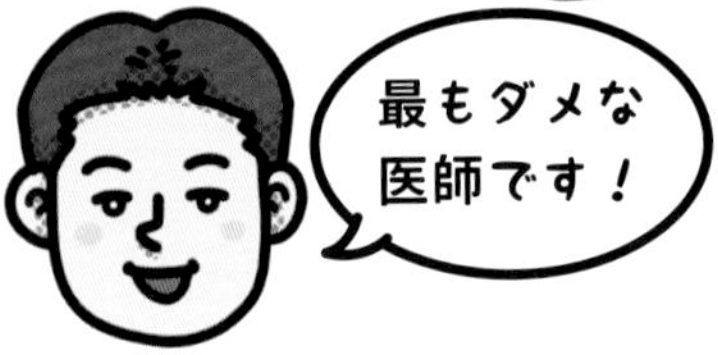
最もダメな医師です！

問診と検査を行う医療機関は治療内容を追求している

薬の処方が治療だと思っている人は、耳鳴りや難聴の改善にブレーキをかけています。もちろん薬物療法は有効な治療のひとつです。ただ、これだけで危険因子を取り払えるわけではありません。**要因となっているものを取り払うには生活習慣の改善が必要**だからです。ではなにを改善すればよいのか？　それは問診や検査で見えてくるものです。つまり**執拗な問診と適切な検査を行う医療機関は、患者**

専門が違う医療機関と連携して治療する

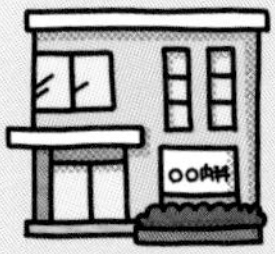

- 耳鼻咽喉科
- 神経耳科
- めまい外来
- 平衡神経科

外耳、中耳、内耳の障害に対する治療を行う。脳に障害がある場合も症状を軽くすることができる。めまい外来や平衡神経科でも聴力検査を行い、要因を判定できることがある。

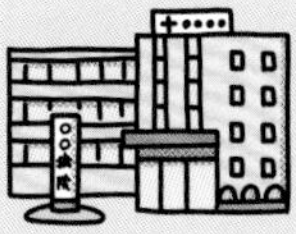

- 脳神経外科
- 神経内科
- 心療内科

脳関係の病気や異常に対する治療を行う。心因性の場合はカウンセリングを含め、精神神経学的なアプローチを行う。内耳に障害がある場合でも必要に応じて連携する。

問診と検査で障害の原因や背景因子を突き止め、専門機関と連携しながら治療を進めていく。

さんと信頼関係を築きながら改善に向けての方針を立てようとしているといえるでしょう。当然「耳鳴りとはうまく付き合っていきましょう」とか「ある程度はあきらめましょう」というような医師は信頼できません。

耳鳴りや難聴を感じた場合は、**まず耳鼻咽喉科や神経耳科を受診**してください。そこで問診と検査によって障害のある場所が判定できたら、そのまま治療することもあれば、**脳に原因がある場合は脳神経外科、心因性の可能性があるものは神経内科や心療内科と連携**をして治療していきます。また、MRI検査やMRA検査、CTスキャン検査で「異常なし」となった場合も治療を放棄するのは早計です。脳の虚血による障害もあれば、心因性難聴の場合もあります。セカンドオピニオンを検討してください。

耳の不調にまつわる
身近な話❷

飛行機の離着陸時やトンネルで耳に違和感が出たときの対処

耳鳴りは誰にでも起こっているものです。普段それを感じない、または気にならない人でも耳鳴りのようなものを感じたことがあると思います。飛行機に搭乗した際の離着陸時、電車に乗車した際のトンネルの走行時、高速エレベーターに乗ったとき、登山で高い山を訪れたときなどに、耳がふさがったような感じになり聞こえてくる「ボワ～ン」という音です。これは耳鳴りに似た症状。急な気圧の変化によって耳管が閉じたままになり、鼓膜にかかる気圧も変化して音が作りだされます。対処法は「耳抜き」です。唾を飲み込むだけで耳管が開き、鼓膜の内側と外側の圧力が同じになり、対処されます。

また静まりかえった真夜中に「シーン」という音を感じたこともあるでしょう。これは耳鳴りです。内耳のリンパ液のわずかな揺らぎが大脳に伝わり、音を作りだすのです。医学的には「無《む》響《きょう》室《しつ》性《せい》耳《じ》鳴《めい》」と呼びます。これは意識しなければ気にすることのない症状ですが、耳鳴りは意識すればするほど脳が過剰に反応するもので苦痛に発展することもあります。眠りを妨げるくらいなら、好きな音楽を流して意識を別のものに向けるほうがよいでしょう。

難聴のリハビリや予防には音を意識して、脳にある程度の刺激を与えることが必要ですが、耳鳴りは意識すると逆効果です。真逆の対処になりますが、これが耳の健康を守る秘訣です。

2章

耳鳴りの原因探しと治療＆対処法

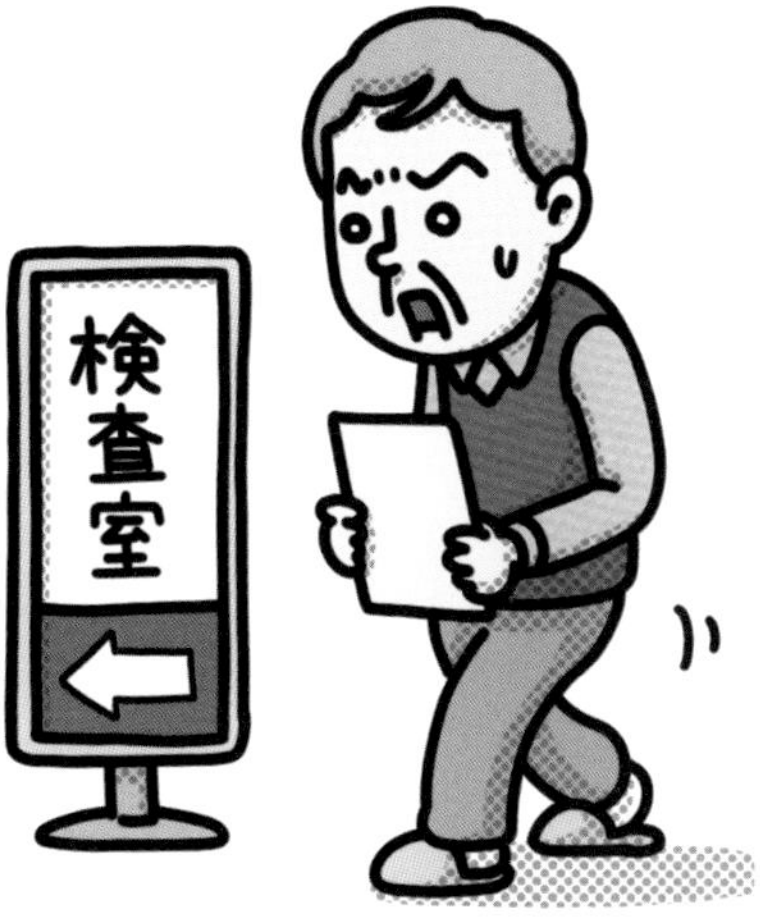

耳鳴りは難聴とセットで捉える必要がある場合と、
耳鳴りを単独で捉える場合がある。
ここでは慢性化していない初期の耳鳴りを中心に
その原因を突き止め、改善に向けての適切な治療や
対処について解説していく。

耳鳴りの実態①

不快音から推定できる障害が起こっている場所

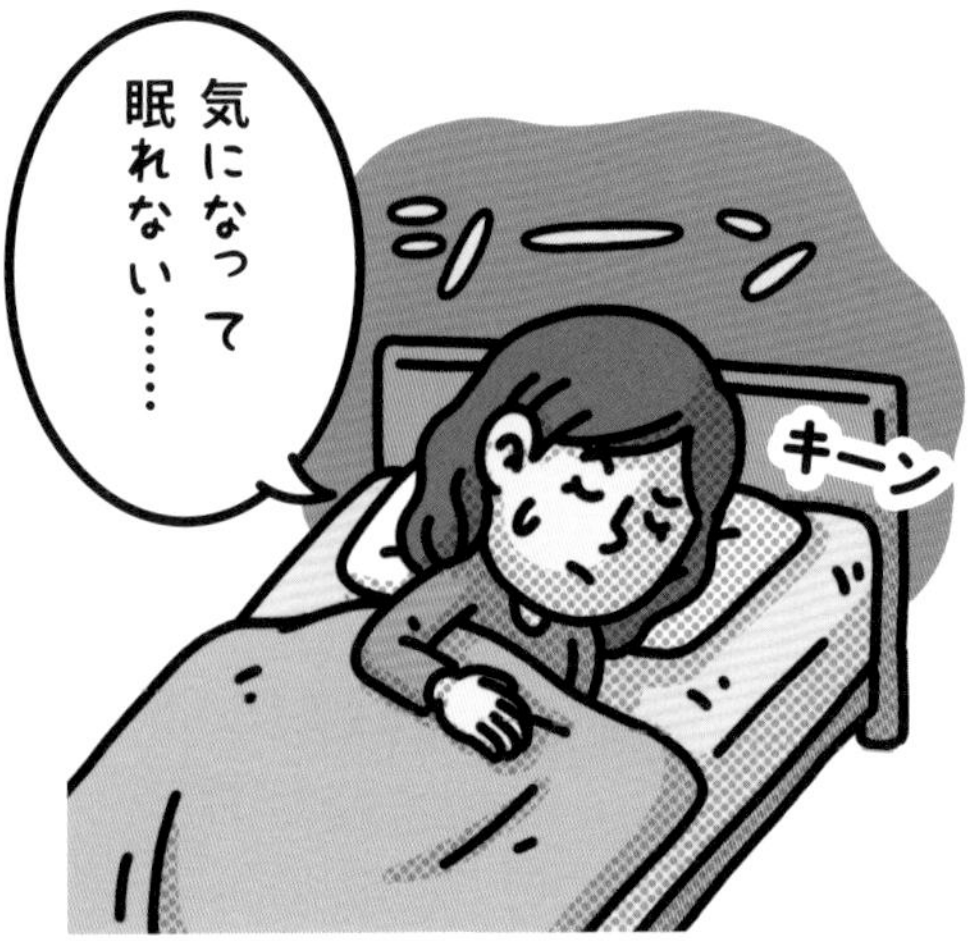

無意識の状態での耳鳴りは警告音原因探しのひとつの情報になる

外国人に「ワンワン」といっても犬の鳴き声だと認識されないそうです。「バウワウ」「モンモン」「ガブガブ」など国によって表現が違います。〝聞こえ〟には個人差があるものです。耳鳴りにおいても同様であることを前提に耳鳴りの音の傾向としてお話しします。

　耳鳴りを起こす障害が発生する場所は内耳が最も多いです。代表的な病気である**突発性難聴では「キーン」「ジー」という耳鳴り**が特

障害のある場所別の耳鳴りの音の傾向

内耳からくる耳鳴り	脳からくる耳鳴り（頭鳴り）	中耳からくる耳鳴り
キーン	ドクドク	ゴーン
ピーン	キンキン	ブーン
カチカチ	ザーザー	スー、ハー
ジー		パカパカ

音の種類や聞こえ方には個人差があり、原因によっての違い、その時々の変化もある。

徴。メニエール病も同様で、内耳に障害がある耳鳴りは高い音であることが多いです。

脳からくる耳鳴りは、脳の病気、虚血など原因はさまざまで、頭の中で音が鳴っているように感じます（頭鳴《ずな》り）。**血行不良が原因の頭鳴りは「ドクドク」「キンキン」「ザーザー」といった低い音**が特徴です。

中耳の障害による耳鳴りも低い音が多い傾向。主な病気に耳管開放症や耳管狭窄症《じかんきょうさくしょう》があり、ともに鼓膜の振動が変化します。**「ゴーン」「ブーン」**というような音で、なかには「スー」「ハァー」という呼吸音や、「パカパカ」という鼓膜が動く音を感じる人もいます。

音の種類や高低で原因を鑑別できるものではありませんが、問診で障害のある場所を推定する際に役立ちます。

耳鳴りの実態 ②

耳鳴りにはそれを作りだす必ず原因や背景因子がある

血流障害を引き起こす要因を生活習慣から見つける

内耳からくる耳鳴りは
聴力低下とめまいが伴うこともある！

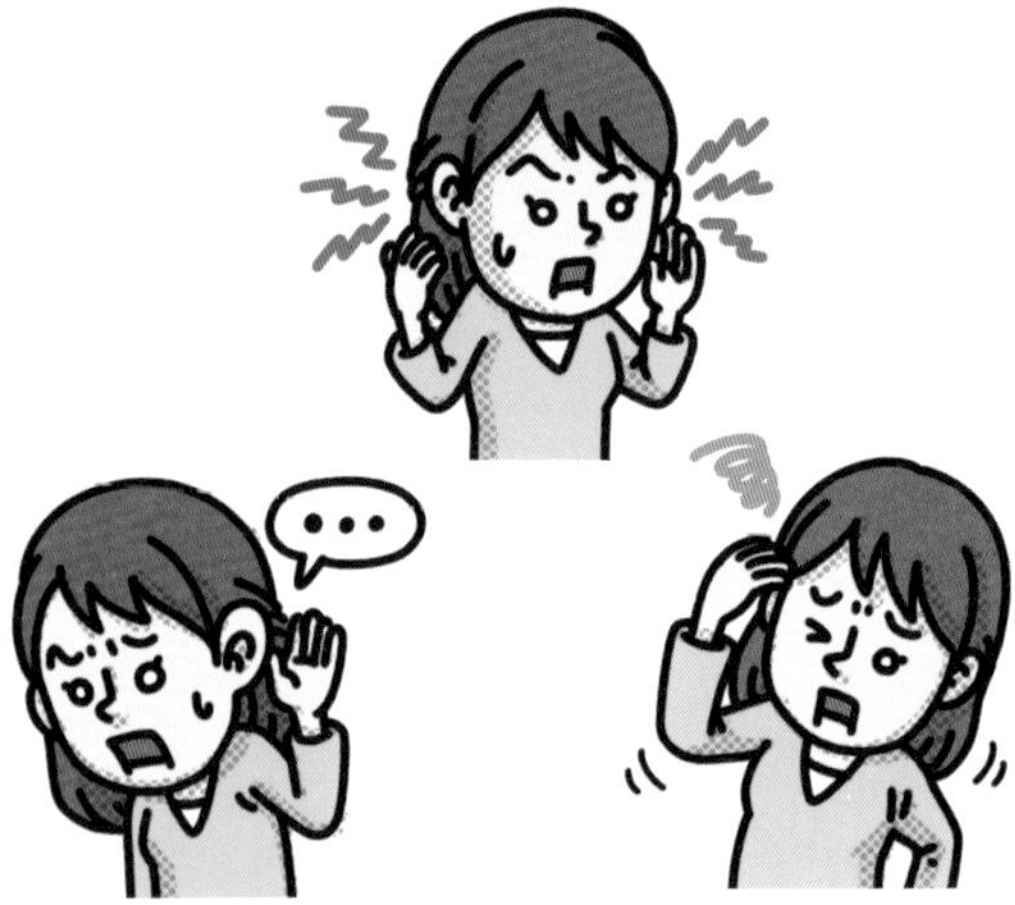

耳鳴りの原因の約9割は内耳の障害です。突発性難聴、メニエール病、外リンパ瘻《ろう》というような病気が関係していることもありますが、実は**内耳の障害の多くが血流障害**によるものなのです。血管条《けっかんじょう》と呼ばれる網の目のように張り巡らされた内耳の血管は血流が途絶えやすい性質。**蝸牛《かぎゅう》の異常で聴力が低下し、三半規管の異常でめまいが発症**します。こうした事態を招かないためには、血流を阻害する

耳鳴りを招く背景因子は日常にある

- 顎関節症
- 内耳の異常興奮
- 化学物質の害
- 毛細血管の血行不良
- 薬物中毒・脳の劣化
- 音響外傷
- ヘルペスウイルス
- ストレス
- 睡眠障害
- 生活習慣の乱れ

次ページの「耳鳴りの背景因子がわかるチェック表」に回答し、自身の耳鳴りの原因を突き止めよう！

背景因子を取り払うことです。

また、**器械的刺激が原因の顎関節症を予防することも大切**。アゴは耳と隣接しており、アゴの関節にゆがみが生じると、血管が圧迫されて血流が阻まれるのです。口腔外科での治療も必要ですが、顎関節症を招く要因は、呼吸の仕方や姿勢など普段の暮らし方にもあります。つまり耳鳴りの背景因子の多くが日常生活に密接しているのです。例えば、カフェインの過剰摂取による**内耳の異常興奮**、毛染め液の使用による**化学物質の害**、喫煙などが影響する**毛細血管の血行不良**、イヤホンを使用して音楽を聞くことによる**音響外傷**、免疫力の低下で発症する**ヘルペスウイルス再活性化**、**ストレス**や**睡眠障害**、**生活習慣の乱れ**などが挙げられます。これらが組み合わさり、内耳の血流障害を引き起こしているのです。

耳鳴りの背景因子がわかるチェック表

普段の暮らし方にある耳鳴りの背景因子を探ることが、治療の一歩目。
以下の質問に当てはまるものにチェックを入れよう。

1	アゴがガクガクしたり、痛かったりしたことがある？		
	Aはい	Bときどき	Cいいえ
2	コーヒーや紅茶、緑茶などのカフェイン飲料を飲んでいる？		
	Aはい	Bときどき	Cいいえ
3	毛染め液で髪の毛を染めている？　もしくは過去に染めたことがある？		
	Aはい	B過去にあった	Cいいえ
4	喫煙状況は？		
	A喫煙中	B喫煙経歴がある	C喫煙経歴がない
5	有機溶剤（シンナー、農薬、接着剤、塗料）を使うことがある？		
	Aはい	B過去にあった	Cいいえ
6	大きな騒音にさらされることがある（とても大きな音を聞いた経験がある）？		
	Aはい	B過去にあった	Cいいえ
7	頭痛がある？		
	Aはい	Bときどき	Cいいえ
8	睡眠状況は？		
	A不眠で寝つきが悪い	Bすぐに目覚める	Cよく眠れている

AかBのいずれかにチェックがついた項目は、
耳鳴りの背景因子の可能性がある。
医療機関での治療と並行し、生活習慣の改善が求められる。

質問	耳鳴りの背景因子	生活習慣の改善
1	顎関節症	・口呼吸をやめ、鼻呼吸にする。 ・顎関節症や鼻炎の治療を受ける。
2	内耳の異常興奮	・カフェイン飲料の摂取を控える。
3	化学物質の害	・毛染め液の代わりに自然染料を使う。
4	毛細血管の血行不良	・絶対に禁煙する。 ・禁煙外来を利用する。
5	薬物中毒・脳の劣化	・有機溶剤の使用に細心の注意を払う。 ・血行促進に取り組む。
6	音響外傷	・イヤホンやヘッドホンを長時間使用しない。 ・密閉空間に身を置かない。
7	ヘルペスウイルス	・免疫力向上に取り組む。 ・抗ヘルペス薬を服用する。
8	ストレス、生活習慣の乱れ、睡眠障害	・就寝の1時間前に入浴をすませる。 ・就寝直前にスマホを使用しない、またテレビを見ない。

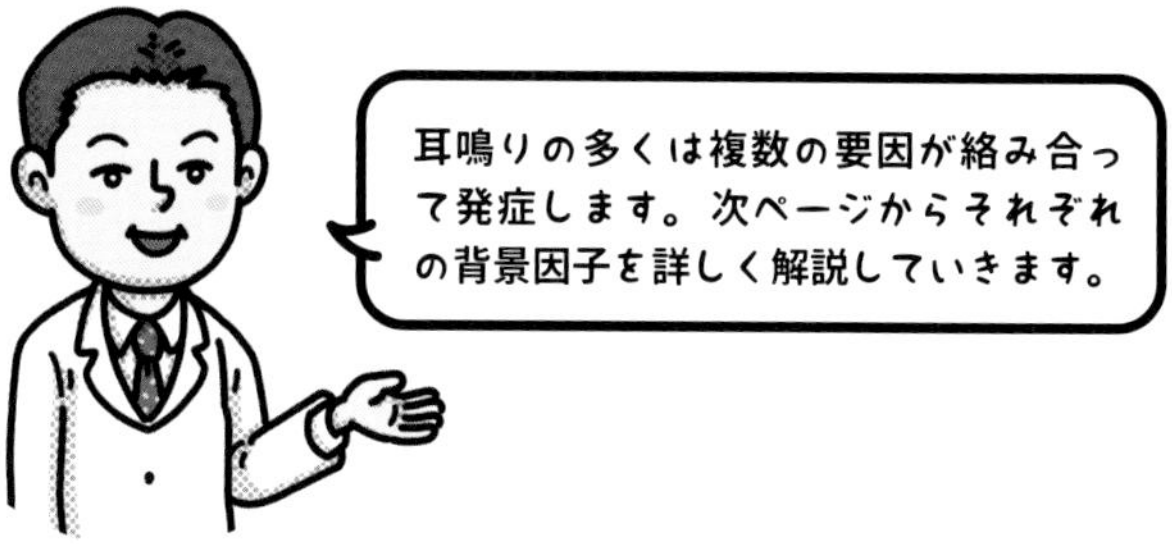
耳鳴りの多くは複数の要因が絡み合って発症します。次ページからそれぞれの背景因子を詳しく解説していきます。

耳鳴りの背景因子①

関節痛やアゴの開口障害を伴う顎関節症との関連

アゴの不具合は内耳に圧力内耳と脳への血流も阻害する

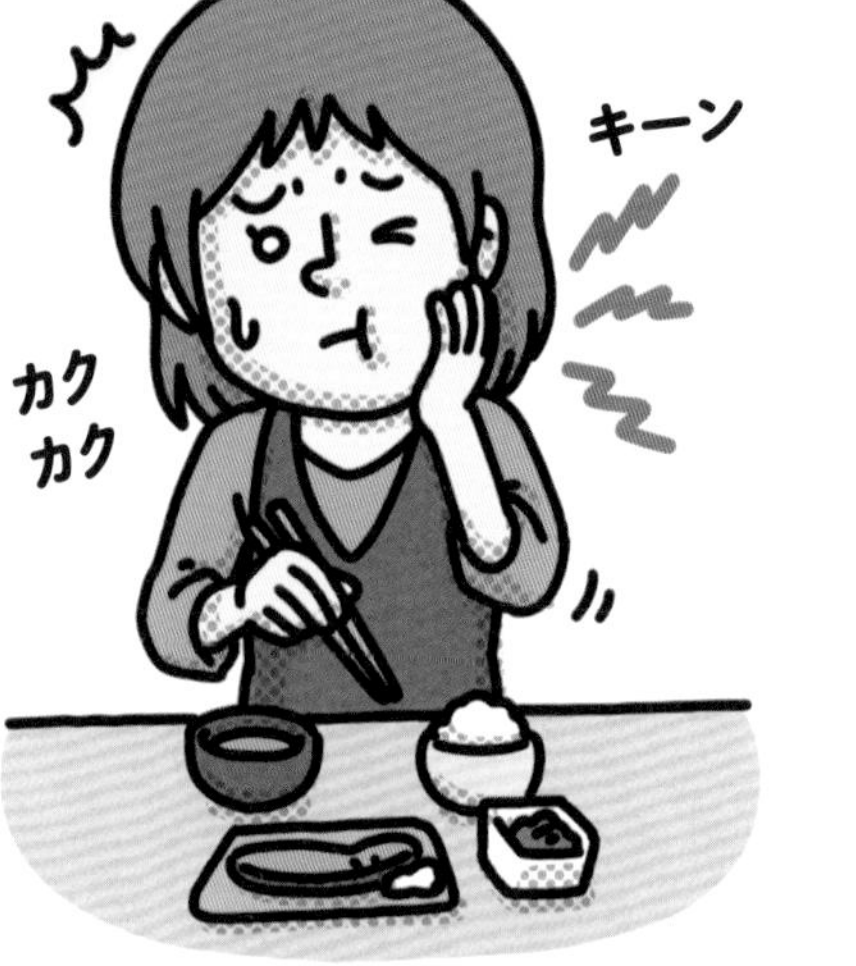

厚生労働省の「歯科疾患実態調査」（2016年）にて「口を大きく開け閉めしたとき、アゴの音がするか、痛みがあるか」という質問に、「はい」と回答した人（6歳以上）は約15％。アゴになんらかの症状がある人はさらに多いと推測できます。**耳鳴りの患者さんを診断すると、かなり多くの人に顎関節症**（「コステン症候群」ともいう）**があります**。

顎関節症は頸椎《けいつい》のゆがみによって**周辺の血**

睡眠中の口呼吸が耳鳴りを誘発している

口呼吸 → 顎関節症 → 耳鳴り

口呼吸によって頸椎の関節のゆがみ、筋肉の緊張が起き、内耳に負担がかかるとともに血流が阻害されている。脳への血流も阻害されるため、障害を招きやすい状態になる。

口呼吸は体のさまざまなところに悪影響

ウイルスや細菌の侵入を防ぎにくくなる。また酸素量が少ないため血流が悪くなり、基礎代謝量や免疫力の低下により体調をくずしやすい。血行不良は臓器や器官の機能低下も招き、体中の健康を脅かしているようなもの。

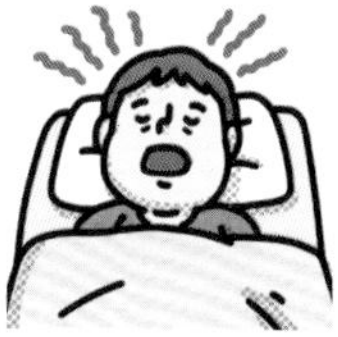

管を圧迫し、脳への血流も阻害します。またアゴの刺激により隣接する**内耳に大きな負担をかけています。**耳鳴りの改善や予防に顎関節症の治療が有効であるのは当然のことです。

　顎関節症になる**大きな要因は口呼吸**です。口呼吸を続けているとアゴの周辺の筋肉がゆがみ、かみ合わせが悪くなります。就寝中はアゴの筋肉がゆるんでいる状態なので、特に影響を受けてしまいます。**対処法としては鼻づまりを解消すること。**また、あおむけの姿勢になり、高い枕は使わないようにしてください。日常的に鼻呼吸を意識する、アゴ周辺や首の筋肉を柔軟にしておくことも有効です。鼻呼吸は体に酸素をたくさん取り入れることができ、血流にも寄与します。重症の場合は口腔外科に相談しましょう。

耳鳴りの背景因子②

カフェイン摂取の常習が引き金 内耳の異常興奮

耳鳴りを助長させないためには
コーヒー、紅茶、緑茶を断つ

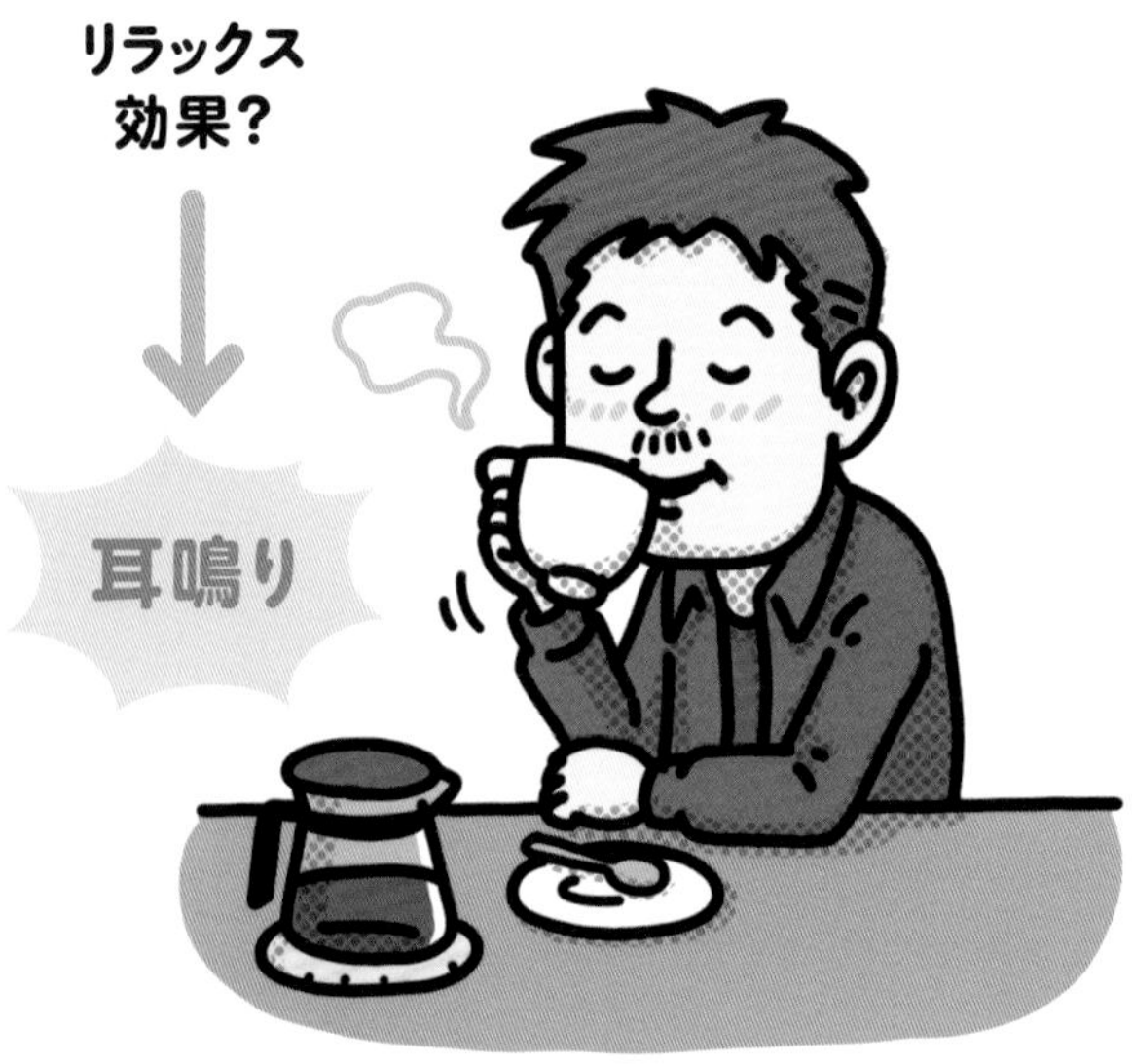

中耳から伝わる音の振動は、蝸牛《かぎゅう》のリンパ液内の有毛細胞を揺らし、興奮状態となって電気信号に変換されます。この**有毛細胞が過剰に興奮すると耳鳴りを起こします。興奮させるひとつの要因がカフェイン**です。

カフェインはコーヒーや紅茶、緑茶に含まれています。それぞれに抗酸化作用があり、がんや動脈硬化などの生活習慣病の予防、老化抑制に寄与します。一方で神経を興奮させる

こまめな水分補給が大事！

体内の水分量が減少すると血栓（血液のかたまり）ができ、血流を阻害する。こまめな水分補給をし、特に就寝前はコップ１～２杯の水を飲んで睡眠中に血栓ができるのを防ごう。

- のどが渇く前に補給する
- コップ１～２杯でOK
- 就寝前は特に水分補給を！

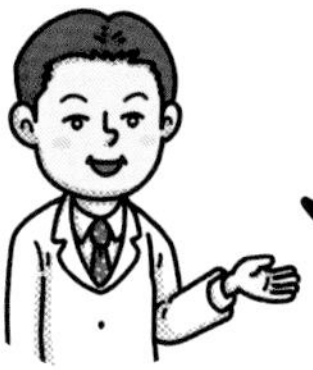

麦茶やハーブティーはノンカフェイン飲料。特にレモネードがおすすめです！

レモンには抗酸化作用のあるビタミンＣや新陳代謝を促すクエン酸が豊富。ハチミツはビタミンB群が豊富で細胞内の代謝を助けたり、血行を促進したりする。

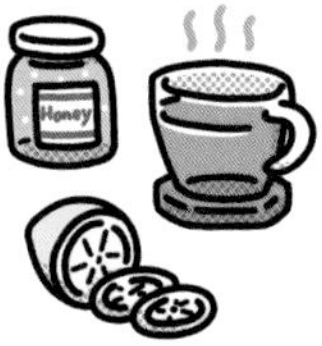

作用があるため、有毛細胞をますます興奮させて耳鳴りを助長させてしまいます。健康効果を天秤にかけるわけではありませんが、抗酸化作用はほかの栄養素からも得られます。**耳鳴りで苦痛を伴っている場合はカフェインの摂取を控えましょう。**

また、お茶の時間は精神をリラックスさせる効果もありますが、**カフェインを含まない麦茶やハーブティー、レモネードなどを代用**してください。特にレモネードがおすすめ。レモンには耳の健康に寄与するビタミンＣやクエン酸が含まれ、ハチミツは滋養強壮作用があり、血行を促進するビタミンＢ群も豊富です。

補足になりますが、**水分補給は耳鳴りの改善や予防にも重要**です。血液濃度の上昇を抑え、血液循環を正常にしてくれます。

耳鳴りの背景因子③

毛染め液が耳鳴りを誘発 化学物質の害

有毒物質が脳に蓄積される 難聴やめまいも誘発する

個人差はあるが、リスクは避けたい！

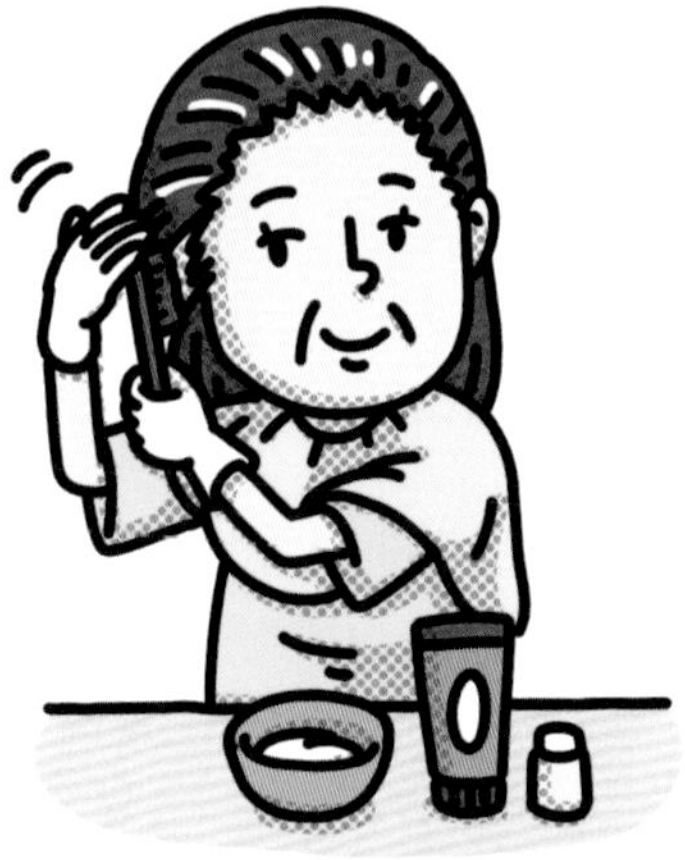

アニリン色素が有害

耳鳴りを誘発する背景因子は、ひとつではなく複合的に絡み合っています。**耳鳴りを改善したいなら可能性のあるものは避けるべき**でしょう。毛染め液も背景因子のひとつです。ただし、個人差があるためすべての人にとってリスクがあるとはいえません。

毛染め液にはさまざまな化学物質が含まれており、その中には有害なものもあります。**とりわけ注視したいのがアニリン色素**。染料で

目や耳の機能の調整力に支障が出る

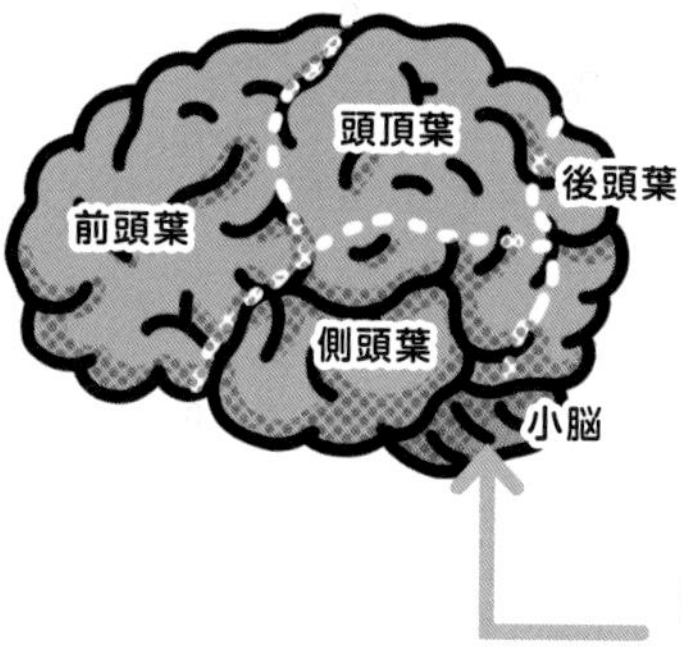

毛染め液に含まれるアニリン色素の誘導体による悪影響は、前庭小脳が最も受けやすい。前庭小脳は内耳や眼球、頸部から入ってくる情報を判断し、聴覚や平衡感覚の調整を行う重要な部位。コントロール機能に支障が出れば体にさまざまな異常が発生する。

体質によって影響の受け方は違うが、危険因子であることを認識しよう！

あるアニリン色素は毒性が非常に強いため、毛染め液には誘導体が使用されていますが、その毒性は残っています。**頭皮から脳に染み込みやすく、排出されにくい特性**であることも危険度を高めています。

　有毒の影響を受けやすいのが小脳の前庭小脳という部位です。目の動きや耳の機能をコントロールする役目があるため、**耳鳴りだけでなく難聴やめまいも誘発**します。アニリン色素は前庭小脳に蓄積されます。症状が出てから気づいたのでは手遅れです。

　毛染めをする場合は、天然素材のものを使用するとよいでしょう。漆《うるし》かぶれがなければ植物性であるヘナなどを使用した染料も安心です。耳鳴りの改善、予防には生活面での正しい選択が重要です。

耳鳴りの背景因子 ④

喫煙で細胞が酸欠＆栄養不足 毛細血管の血行不良

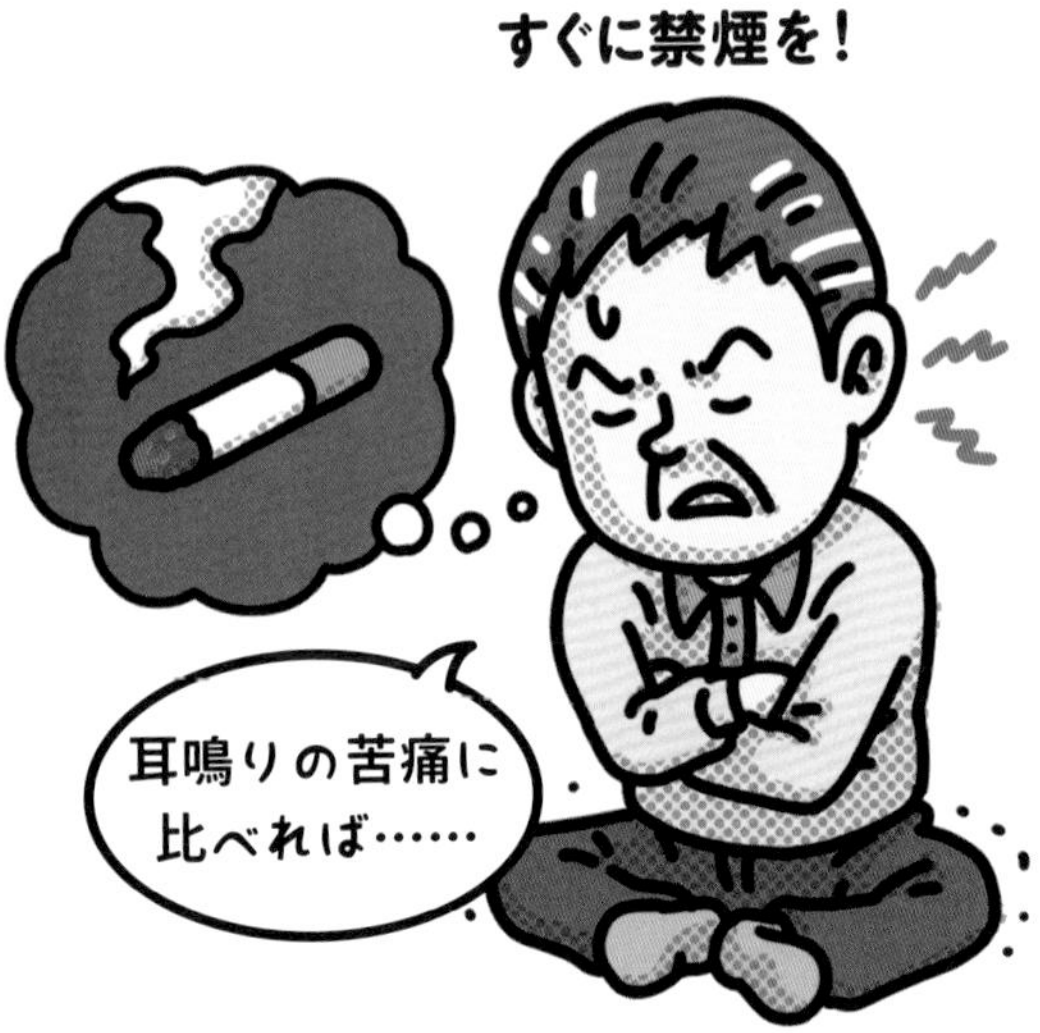

血管を収縮させるとともに酸素と赤血球の結合を妨害

悪しき生活習慣の代表格といえるのが喫煙です。活性酸素を増やす性質があり、耳や脳だけでなく、全身の機能に悪影響を及ぼすことは周知の事実です。また、タバコに含まれる**ニコチンは全身の血管を収縮させ、血液の循環を阻害する強力な作用があります**。特に細い血管ほど害を受けやすくなります。内耳には毛細血管が張り巡らされています。

喫煙は自身だけの問題ではありません。喫

タバコはふたつの側面で有害！

ニコチン
血管を収縮させる強力な作用があり、血流障害を誘発する。特に毛細血管は収縮しやすく、末端の細胞は酸欠、栄養不足の状態になる。

煙
一酸化炭素は赤血球と結合する力が強く、本来結合したい酸素の邪魔をするために、血液中の酸素量が著しく低下してしまう。

ストレスを感じたら

水を飲む　深呼吸をする　散歩をする　体操をする

有害物質を取り込まず、
必要な酸素を取り込むことになる！

煙中に周囲に誰かいれば、煙がその人の体にも入ってしまいます。**タバコの煙には一酸化炭素が含まれています。一酸化炭素は赤血球と酸素の結合を妨げる作用もあります。**ニコチンによって内耳まで届く血液量が減らされ、煙によって酸素の供給を阻害しているわけです。すでに禁煙している人も過去の喫煙が発症の背景因子になっている可能性があります。内耳が受けた負荷は時間をかけて表面化することがあるからです。

やめたいけどやめられないという人は禁煙外来も検討しましょう。またストレスを感じたときは**水分を補給する、深呼吸する、散歩する、体操をするなどで代わりにストレス発散**をするのもおすすめ。これらは禁煙に限らず、健康促進になるアクションでもあります。

耳鳴りの背景因子⑤

平衡障害も起こす有機溶剤の使用 薬物中毒と脳の劣化

脳は変性するともとに戻りにくい めまいや頭痛なども伴う

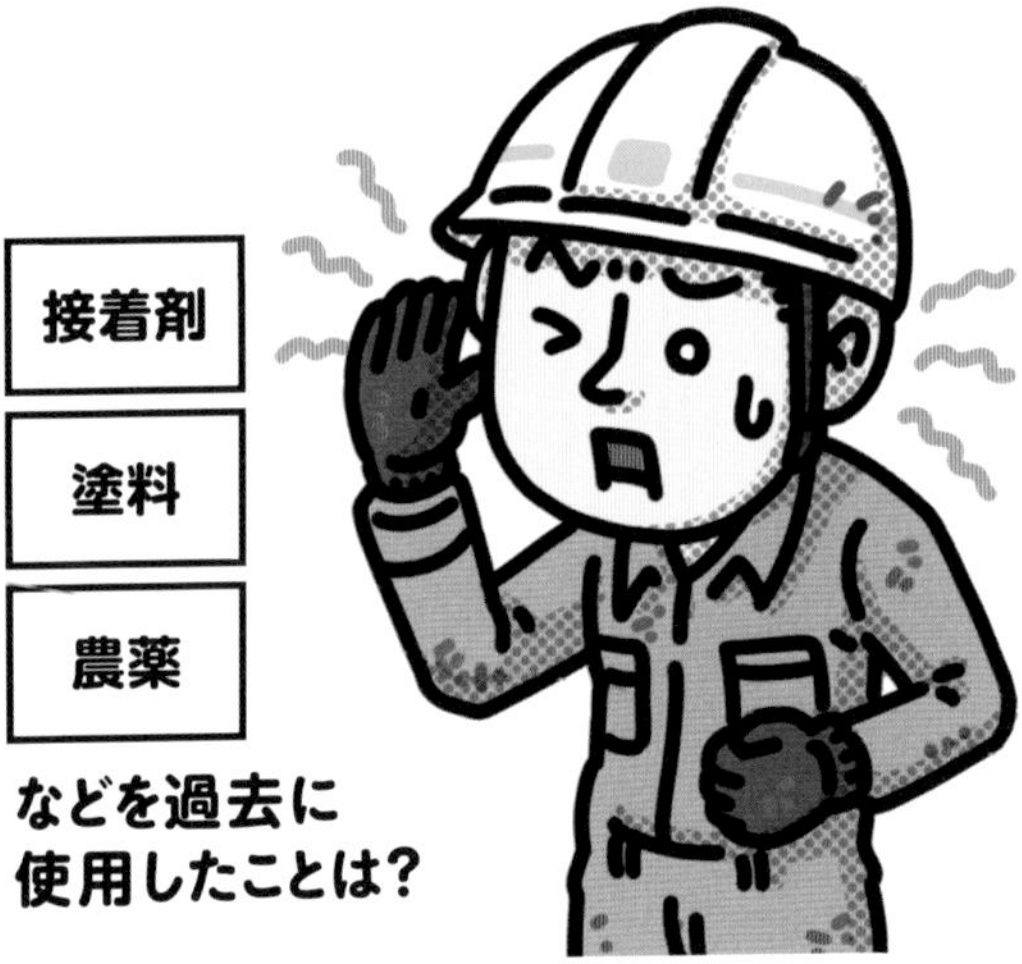
接着剤
塗料
農薬
などを過去に使用したことは?

耳鳴りや難聴が脳の損傷の後遺症である場合があります。**脳は一度変性してしまうと、もとに戻りにくい特性がある**からです。脳が変性する原因のひとつは、**有機溶剤**（シンナーやアミノフェノールなど）**によって脳幹や小脳が障害を受けている**（中脳水道周辺症候群）こと。有機溶剤は接着剤や塗料、農薬に含まれています。**中毒症状は耳鳴りや頭鳴《ずな》り、難聴のほか、めまいや吐き気、頭痛、頭が重く感じる、目**

目の不調や平衡障害も起こす

○ 中脳水道周辺症候群

脳幹を中心として小脳にも異常が出てくる病気。異常な眼球運動がみられる。脳の萎縮や脳室の拡大などを起こし、病変を治療しても後遺症が現れることがある。

症状1 耳鳴りや頭鳴り、難聴が起こる

症状2 めまいや吐き気など平衡障害が起こる

症状3 目のかすみ、ものが二重に見える

症状4 頭痛がある、頭が重く感じる

➡ 問診で症状を詳しく伝え、適正な診断になるように！

のかすみなどがあります。

有機溶剤の成分は揮発性（液体の蒸発しやすい性質）が高いため、**鼻や口から取り込まれるだけでなく、皮膚からも吸収されます。**塗料や農薬などは仕事で使用する人もいるかと思いますので、防御マスクの装用や肌の露出を少なくする衣服で作業するなどの対策をしましょう。また接着剤を室内で使用する場合は、こまめに換気をしてください。これは模型作りに熱中する子どもに対しても同様で保護者の注意喚起が求められます。

有機溶剤による薬物中毒は気づかないうちに脳幹や小脳に障害を起こし、使用をやめても症状が進行するという側面があります。耳鳴りや頭鳴り、難聴以外の症状だけがあった場合も聴覚障害の可能性を疑ってください。

耳鳴りの背景因子⑥

イヤホンやヘッドホンがもたらす音響外傷による症状

内耳そのものが損傷を受けると治療は困難を極める

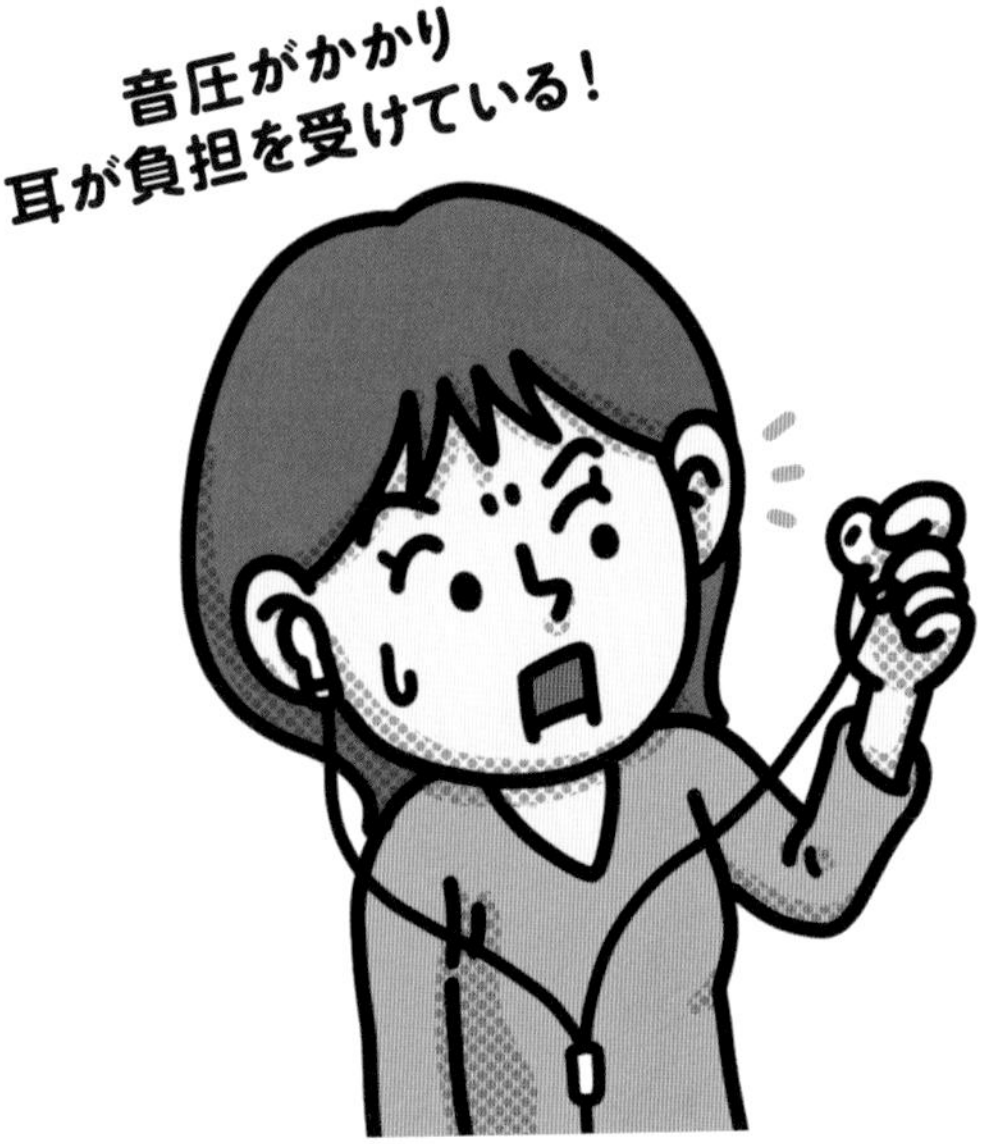

強い音圧によって耳の機能が傷つくことを「音響外傷」といいます。急性期の血流障害による耳鳴りなら血流改善によって回復が望めますが、**内耳そのものに不可逆的な異常が発生している場合は、治療に困難を極めます。**具体的には蝸牛《かぎゅう》の有毛細胞が障害を受けている場合です。有毛細胞は加齢によって減少し、死んだ細胞は再生しないという特性があります。

音響外傷は予期せぬ爆発音や音楽イベント

WHO（世界保健機関）が定める一日あたりの音圧レベルの許容基準と目安となる音の種類

音圧レベル（dBSPL）	一日あたりの許容基準	音の種類
130	1秒未満	航空機の離陸の音
125	3秒	雷
120	9秒	救急車や消防車のサイレン
110	28秒	コンサート会場
105	4分	工事用の重機
100	15分	ドライヤー、地下鉄車内の騒音
95	47分	オートバイ
90	2時間30分	芝刈り機
85	8時間	街頭騒音

出所：一般社団法人日本耳鼻咽喉科頭頸部外科学会「Hear well, Enjoy Life」より編集

の大音量で発症することもありますが、昨今の懸念はイヤホンやヘッドホンで音楽を聞き続けたことによる外傷です。**イヤホンやヘッドホンは耳をふさいだ状態で音を聞いているため、大音量でなくても長時間使用することは音圧によって内耳が損傷を受けてしまいます。**若いころから習慣化すると、耳に負担をかけ続けることになります。長電話で外傷を受ける場合もあります。

頭蓋骨に音の振動を伝える「骨伝導イヤホン」というものも流通しています。こちらは耳をふさがないため内耳に負荷はかからないと思いますが、健康面への影響はまだ研究されていないのが実情。いずれにしても大音量を長時間聞くことは避けておきたいです。

耳鳴りの背景因子 ⑦

中耳や内耳で再活性化するヘルペスウイルスの悪しき特性

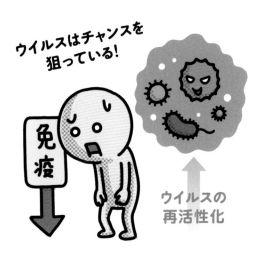

耳鳴りの慢性化で難聴になることも最大の治療は免疫力を高めること

私たちの体には常時存在しているウイルスがいくつもあります。例えば、単純ヘルペスウイルスや水痘《すいとう》・帯状疱疹《たいじょうほうしん》ウイルス（ヘルペスウイルスの一種）。子どものころに獲得して増えたり減ったりし、多くは疲れやストレス、病気などで**免疫力が低下した際に現れます**。知覚神経のある部分ならどこにでも発症するため、**内耳や聴神経でも再活性化します**。そして**耳鳴りや難聴、めまいを引き起こすのです**。

誰にでも起こりうる怖い感染症

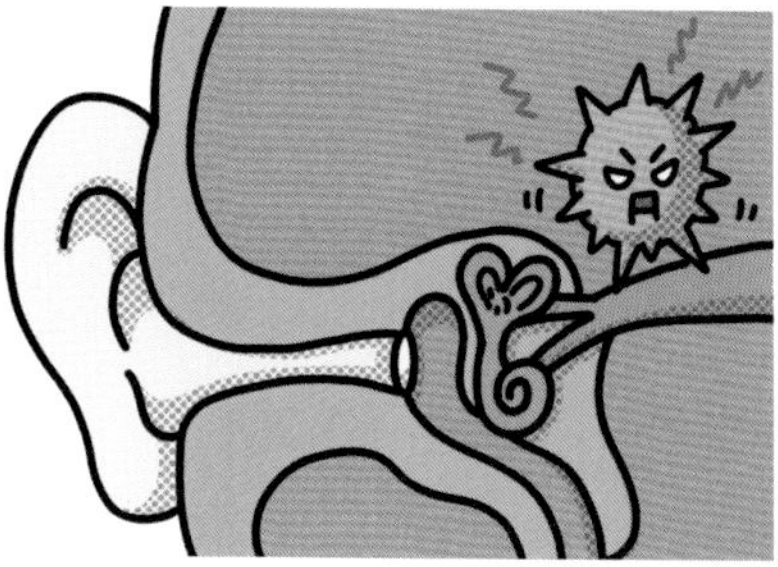

子どものころに獲得し、
常に体に存在している。

▼

免疫力が低下すると
再活性化する。

▼

体の至るところで
疼痛《とうつう》の症状が出る。

「カタカタ」「コトコト」は内耳の入り口が攻撃され、
「キーン」という耳鳴りは内耳が攻撃されている。

中耳のあぶみ骨筋でヘルペスウイルスが活動している場合の多くは、「カタカタ」とか「コトコト」という耳鳴りになります。「キーン」という高音の耳鳴りの場合はヘルペスウイルスが内耳で活動しています。この場合、フラフラするようなめまいがあり、頭痛を伴うこともあります。この状態を放置していれば、耳の神経が攻撃され続けて障害が大きくなっていき、難聴に発展することもあります。

抗ヘルペス剤の服用によって急性期の耳鳴りならおさまりますが、なにより大切なのはセルフケアです。ヘルペスウイルスは常に存在しているからです。免疫力を高める生活をすること。これがヘルペスウイルスをおとなしくさせておく方法で、ほかの病変に対する最大の防護策です。

耳鳴りの背景因子⑧

生活習慣の乱れも起因する ストレスと睡眠障害

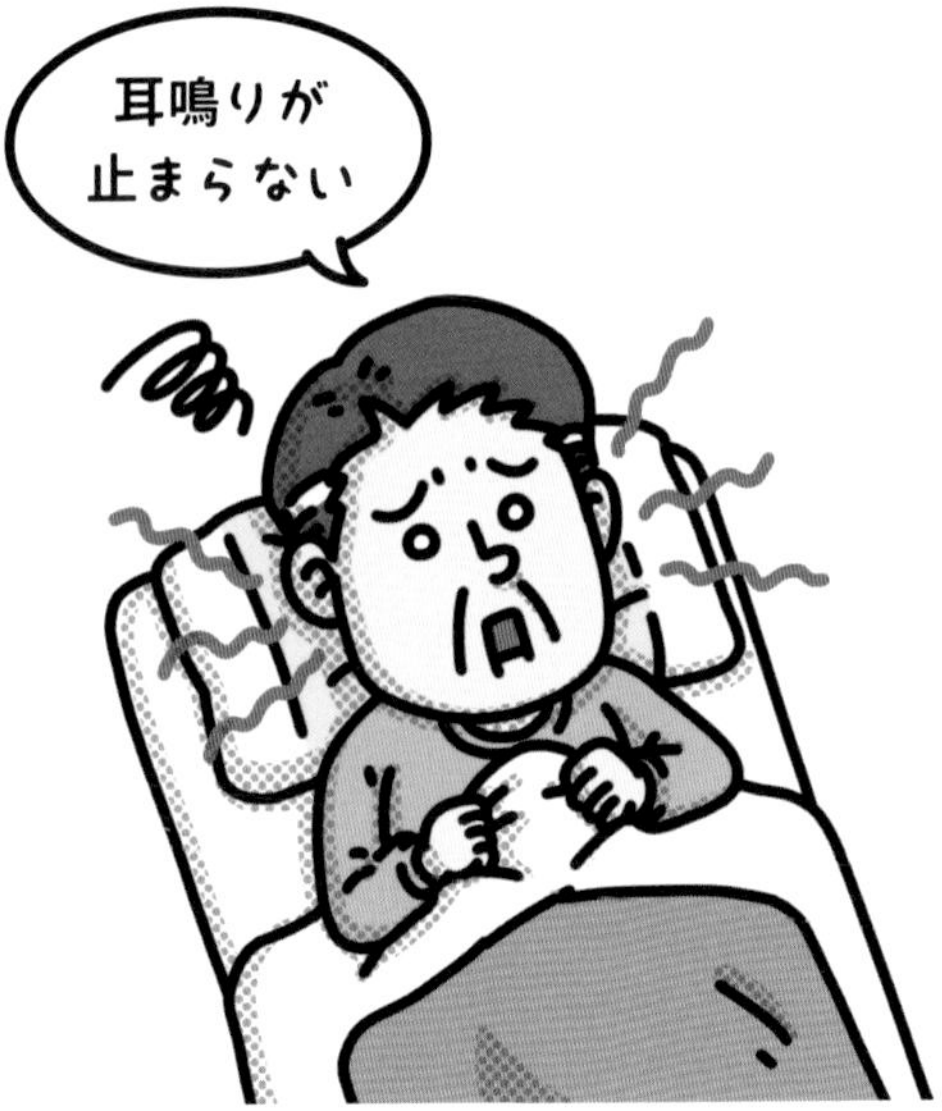

耳鳴り → 眠れない → 耳鳴りが強まる

自律神経のバランスを整えることが睡眠障害の改善につながる

健康維持や促進のセルフケアで欠かせないのが睡眠です。耳鳴りや難聴においても同様ですが、耳鳴りがひどければ眠る機会さえも奪われてしまいます。周囲に音が発生しているときは耳鳴りを意識せずにすむこともありますが、就寝する際は無音で余計に耳鳴りを意識してしまい、睡眠障害を助長させるおそれがあります。また、**熟睡できないことで体調が悪化し、耳鳴りが高度化するという負の**

自律神経のバランスを整える生活

自分の意思でコントロールできない自律神経だが、生活習慣によって自律神経のバランスを整えられる。

ポイント
1 朝日を浴びてセロトニンを分泌させる

一日は交感神経を刺激することから始まる。運動はもちろん、日光を浴びることで神経伝達物質のセロトニンが分泌され、交感神経を優位にする。

ポイント
2 食事をとるタイミングを一定にする

生活リズムを整える要となるのが食事。一日の体温の変化にも食事が関係しており、それに連動して交感神経と副交感神経も正しく働く。

ポイント
3 寝る前は興奮させることを避け、癒やしの音楽を聞く

午後から徐々に副交感神経が優位になっていき、睡眠を促す。スマホなどのブルーライトは交感神経を刺激するのでNG。音楽などでリラックスしよう。

スパイラルに陥ってしまうのです。

改善方法は自律神経のバランスを整えること。その利点は睡眠を促す効果と、脳の異常興奮を抑えられることです。特に心因性の耳鳴りの場合、自律神経のバランスの乱れによって脳に異常をきたしてしまうからです。

自律神経は活動モードの交感神経と、休息モードの副交感神経があります。これらが一日で対極の曲線を描くことがバランスのとれた状態。**日中は交感神経が優位で夜になるにつれて副交感神経が優位になっていく流れで**す。この流れを作るには、まず**朝に交感神経を刺激すること。**朝日を浴びながらのウォーキングでスイッチオンです。日光を浴びるとセロトニンという神経伝達物質が生成され、これは睡眠を促すメラトニンの材料になります。

耳鳴りの治療①

医師との信頼関係を築く流れは 問診→検査→治療と予防

治療は長期に及ぶが 必ず改善への道がある

異変に向き合い、不調の原因を探るところから治療は始まっています。医療機関を訪れ問診と検査で医師との信頼関係を築けば、**治療はセルフケアと並行**し、快調に向かいやすくなります。治療は検査後、内服による**薬物療法や筋肉注射**などを行い、都度効果を確認します。効果が芳しくなければ別の治療に進みます。また、**最新医療では聴覚リハビリテーションによる改善も行われています。**

耳鳴りの状況を記録しておこう！

どこで、いつ、どのような症状があったかを記録（P46）することはもちろん、生活環境についても問診で伝えられるようにすること。以下はその一例。

天気　気圧の変化が鼓膜に影響し、内耳が過敏に反応することがある。また、自律神経もこれに関与しており、心因性との関連にも疑いを持てる。

睡眠　十分な睡眠がとれているかどうかは、生活習慣の指標になる。疲労やストレスとの関連もあり、耳鳴りへの過剰意識があるかどうかも探れる。

血圧　高血圧になると血管が傷ついて血流を阻害する。血液障害と耳鳴りとの関係は深い。高血圧や低血圧による合併症との関連も視野に入れる。

➡ 背景因子から障害の原因を突き止めることで、次にくる耳鳴りの予測材料にもなる。

耳鳴りの治療の大まかな流れ

初診

↓

問診・検査

問診票をもとに可能性のある原因を推定し、聴覚検査などで精密に調べていく。

↓

内服

薬物療法のみで効果を得られる場合もある。その際、生活習慣改善への取り組みがセット。

医療機関によっては内服までの治療で、それ以降の対処を行わないところもある。

↓

筋肉注射

筋肉の中は血管が多く、薬物の吸収スピードが速い。体に長くとどまっているのも利点。

↓

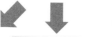

中《ちゅう》耳《じ》腔《くう》注《ちゅう》入《にゅう》療《りょう》法《ほう》

中耳に薬剤を流し込む。筋肉注射よりさらに内耳へ働きかけられ、異常興奮を鎮められる。

TRT療法

脳を耳鳴りや頭鳴りに順応させる音響療法。耳鳴りから注意をそらす効果がある。

柔整リハビリ・鍼治療

柔道整復師（※1）によって、関節や筋肉をやわらかくして血流を促す。血流障害による耳鳴りに有効。

メンタル外来

薬物療法を中心に精神神経学的なアプローチを行い、心因性の耳鳴りに不眠、不安、うつの対処をする。

※1：国家試験に合格し、厚生労働大臣免許を得た職業。骨・関節・筋・腱・靭帯などに加わる外傷性が明らかな原因によって発生する骨折・脱臼・打撲・捻挫・挫傷などの損傷に対し、手術をしない「非観血的療法」によって、整復・固定などを行い、人間の持つ治癒能力を最大限に発揮させる施術を行う。

※川越耳科学クリニックの例です。

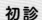

耳鳴りの治療 ②

内耳からくる耳鳴りの治療は内服→筋肉注射→中耳腔注入

治療効果を確認しながら血流障害の改善を目指す

耳鳴りが初期の場合の多くは、生活習慣の改善で軽減します。**慢性化している際もセルフケアの貢献度が高く、治療と並行する必要性があること**を念頭に置いてください。

治療の**第1ステージは内服療法**で主な治療薬は3種類。「アデノシン三リン酸二ナトリウム」は血管を広げて血流を促す作用、「ビタミンB_{12}の薬剤」は正常な血液を作りだすとともに神経を修復する作用、「ニコチン酸アミド・

基本的な治療

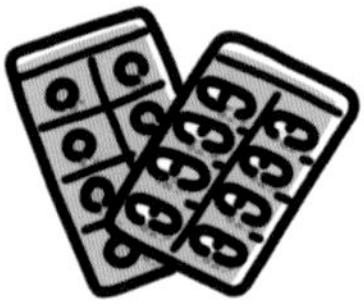

①内服療法

血管の拡張、血液量の増大、神経の修復などの作用がある薬を服用する。約2週間服用して効果を確認する。

②筋肉注射

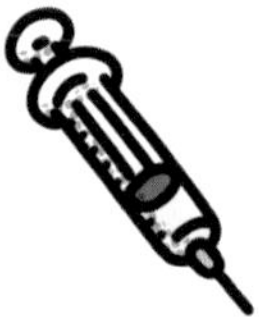

皮下注射と違って、筋肉に直接薬液を投与する。筋肉は血管が豊富なため、内服よりも薬液の吸収スピードが速い。2週間に1回程度を4回繰り返し、効果を確認する。

③中耳腔注入療法

内耳に直接薬剤を届けられる。炎症を抑えるだけでなく、新生血管により内耳の血流をよくする効果がある。1週間に1～2回を1セットとし、計3～4セット（1クール）行う。

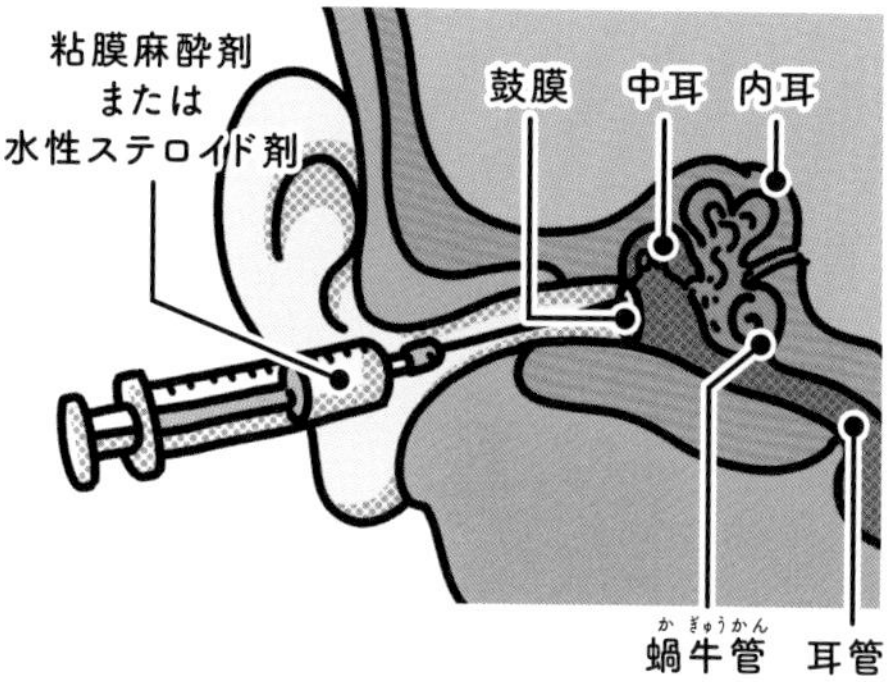

改善しなければ……

薬剤を替えたり、麻酔薬を使用したりするケースもある。

1クールで効果が不十分の場合、2クール目を行う。

パパベリン塩酸塩」は内耳の血液量を増やす作用があります。効果が得られない場合、**第2ステージとして当院では筋肉注射**を行います。「ビタミンB12の薬剤」や、内耳の衝撃を抑え、有毛細胞の変性を抑える作用のある「コンドロイチンの薬剤」を投与します。**胃や腸の影響を受けにくく、効果が早い時点で表れ、体に長くとどまっているという特性によって効果が高まります。**

それでも効果が出ない場合は**中耳腔注入療法**《ちゅうじくうちゅうにゅうりょうほう》を行います。粘膜麻酔剤または水性ステロイド剤を長針の注射器で鼓膜の内側に流し込み、内耳に確実に届けます。**新たな血管網（新生血管）が作りだされて血流がよくなり、内耳の異常興奮がおさまります。**多くは保険適用外なので、医療機関に確認してください。

耳鳴りの治療③

脳からくる耳鳴りはカクテル療法で対処

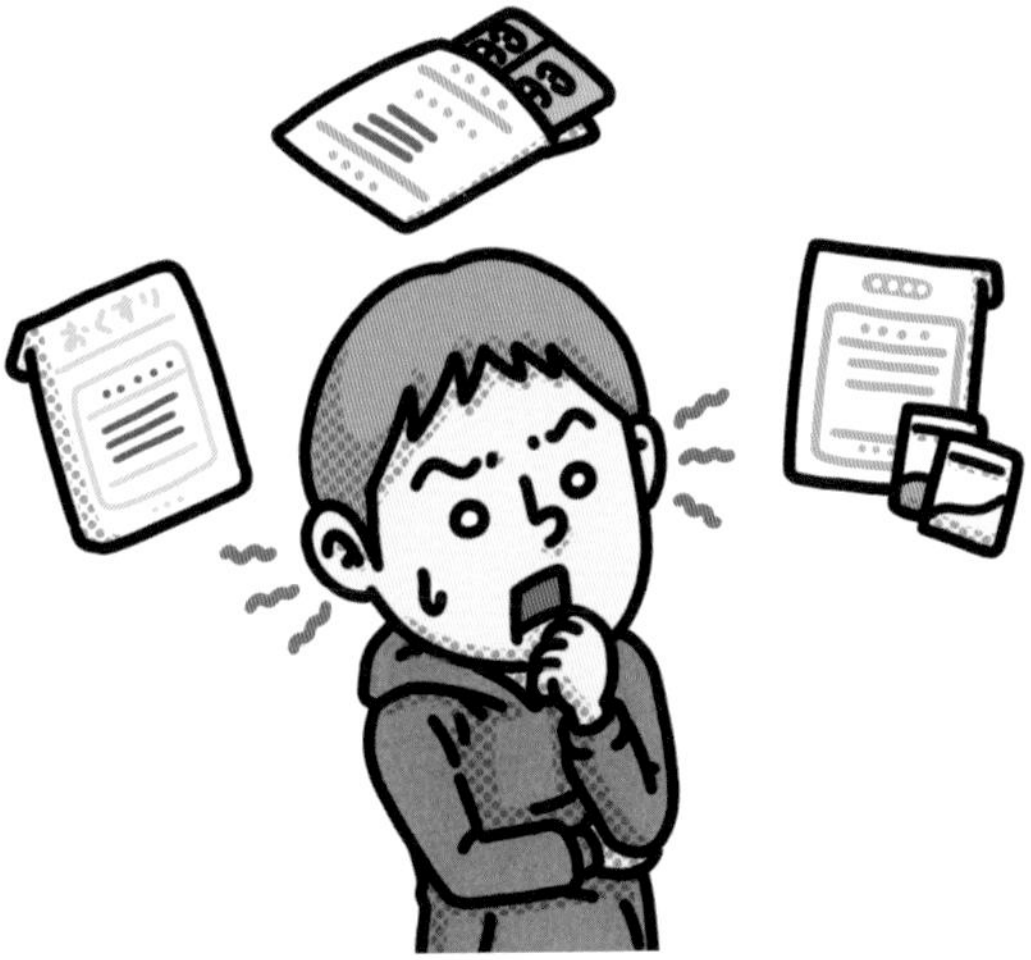

障害の原因に働きかける薬と症状緩和に働きかける薬を併用

内耳のみに障害がある場合でも複数の薬剤を組み合わせて治療を行うことがあります。耳鳴りが**慢性化して頭鳴《ずな》りを発症させ、脳に異常が生じている場合は、さらに別の薬も必要**になってきます。いくつかの薬を混ぜ合わせることから「**カクテル療法**」とも呼ばれます。

具体的には脳の興奮を抑えるための抗痙攣《こうけいれん》剤《ざい》をはじめ、血液循環や神経に関する薬を組み合わせます。**慢性化している場合は複数の**

カクテル療法の主な薬

アデノシン三リン酸二ナトリウム	➡ 血管拡張
アルプラゾラム	➡ 抗不安作用
イブジラスト	➡ 脳、心臓、内耳の循環障害の改善
メシル酸ジヒドロエルゴタミン	➡ 高血圧調整
ミドドリン塩酸塩	➡ 低血圧調整
トフィソパム	➡ 自律神経調整
プラバスタチンナトリウム	➡ 中性脂肪値低下
アスピリン	➡ 動脈硬化軽減

➡ **複数の原因を同時に改善していく必要がある！**

原因が絡み合っている状態のため、それぞれの原因に対処していく必要があるからです。

よく使われる薬は上記のとおりで、これらのいくつかを組み合わせていきます。慢性化すると精神的な症状が現れるケースもあり、その場合は精神神経を安定させる作用のある薬も加えます。また血圧が高くなっている傾向もあり、状況に合わせて降圧剤を投与します。このように**耳鳴りの原因に直接働きかける根本療法**と、**症状の緩和に働きかける対処療法の両面からアプローチ**するわけです。

なお、カクテル療法に限らず、ヘルペスウイルスが原因の場合は抗ヘルペスウイルス剤、睡眠障害が深刻な場合は軽い睡眠薬を処方するなど、障害を起こす原因に即した薬で対処していきます。

耳鳴りの治療 ④

脳を順応させるＴＲＴ療法 精神神経科や心療内科と連携

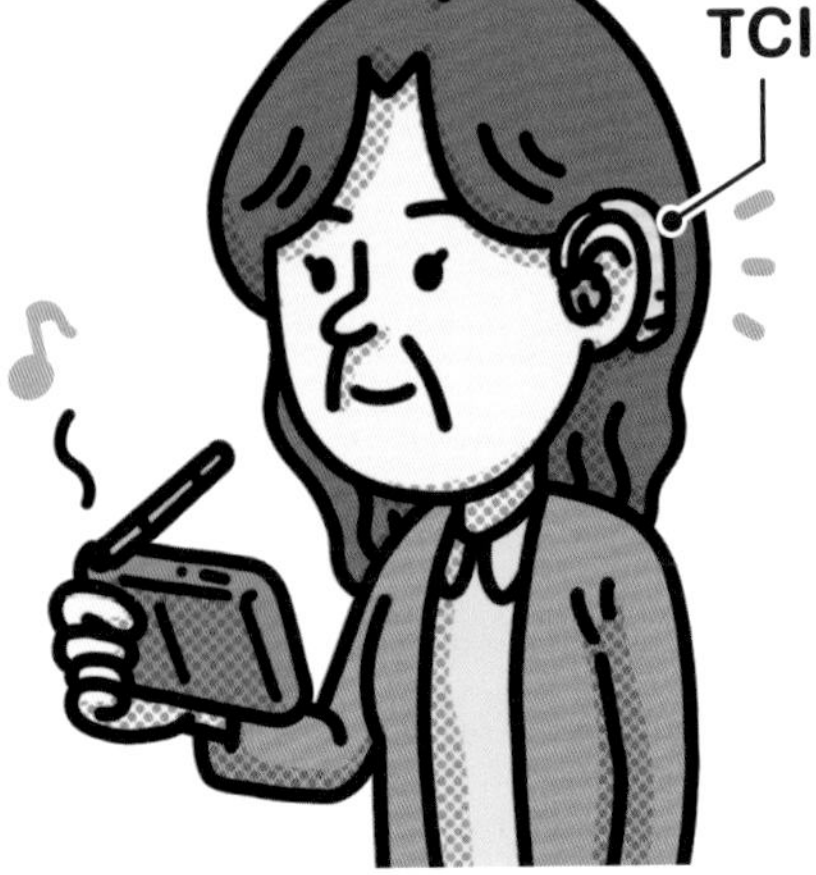

雑音を聞いて耳鳴りに慣れる

"不快でない音"にしていく 精神不安も解消される

耳鳴りの原因に働きかける根本療法とは別の性格を持った治療法もあります。それがアメリカで始まり世界中に普及している「**ＴＲＴ（Tinnitus Retraining Therapy）療法**」で、**耳鳴りや頭《ず》鳴《な》りの音に脳を順応させていく治療**です。

治療はＴＣＩ（Tinnitus Control Instruments）という器具を耳に装用して行います。この器具に患者さんに応じて調整された雑音を流し、耳鳴りから意識をそらしていく訓練をします。耳鳴りが

心因性の耳鳴りにはカウンセリングも必要

心因性
社会や家庭のストレス、人間関係の悩みなどによって心理的に負荷がかかっていること。「神経症」と呼ばれることもある。

カウンセリング
精神神経科や心療内科などでカウンセリングや認知行動療法などの専門的な治療を行う。精神状態の回復、日常生活への復帰を目指す。

セルフケア
ストレス解消、生活リズムの改善、食事の改善などにより、自律神経のバランスを整えることを自身で行っていくことも重要。

状況によっては耳鳴りと切り離して精神面に対する治療を行っていく。

気になるかどうか、また不快に感じるか感じないかには個人差があります。この**治療では耳鳴りがあっても「気にならない」「不快でない」という状況を作りだしていく**のです。そもそも私たちは常に雑音の中で生活しています。家の中ではテレビや電化製品の音があります。外に出れば人の会話、鳥や虫の鳴き声、風や雨の音があります。それらを不快に感じれば、精神が不安定になります。つまり**耳鳴りを意識することで不安な気持ちを助長させることを避ける**わけです。

ＴＲＴ療法を行う際は問診や検査のほか、カウンセリングが必要です。さらに雑音の種類や音量などの調整をしたうえで、一日6～8時間の使用を目指します。治療期間は1～2年に及びます。なお**難聴が伴う場合は、「補聴器療法」と音響療法をセットで行う**こともあります。

耳栓は耳鳴りに効果的？
メリットとデメリットを検証

外音をシャットアウトした状態で行動すると、音からの情報が少なくなる分、察知能力が低下して危険です。ただ、工事現場で働いていたり、大音量の音楽にさらされている場所にいたりする場合、耳栓をすることで音響外傷を避けられます。むしろこうした状況下では耳栓をするべきです。

耳栓といってもさまざまな種類があり、周囲の音が確認できるようなタイプのものもあります。薬局で売られている綿栓や、雑音を低減するイヤープラグであれば、危険回避できます。TRT療法（P84）のように耳鳴りを意識せずに脳を順応させる方法として、耳栓をつけて体を動かすことも有効です。脳が感知する、もしくは無視する音が変化することで耳鳴りへの反応も変わってくるのです。例えば耳栓をつけて歩いていると、骨伝導によって足の音が感じられます。普段歩いているときに足音を意識することはあまりないでしょう。耳鳴りはゼロにはできませんが、自分次第で軽減できるのです。

また、自分がストレスを感じる音（例えばレストランでの他人の会話や赤ちゃんの泣き声など）をシャットアウトするために耳栓をつけるのは、脳への適度な刺激を失うことにもなります。3章で難聴について解説していきますが、周囲のさまざまな音を意識することは、加齢性難聴の予防にもなります。

3章

難聴の原因探しと治療法

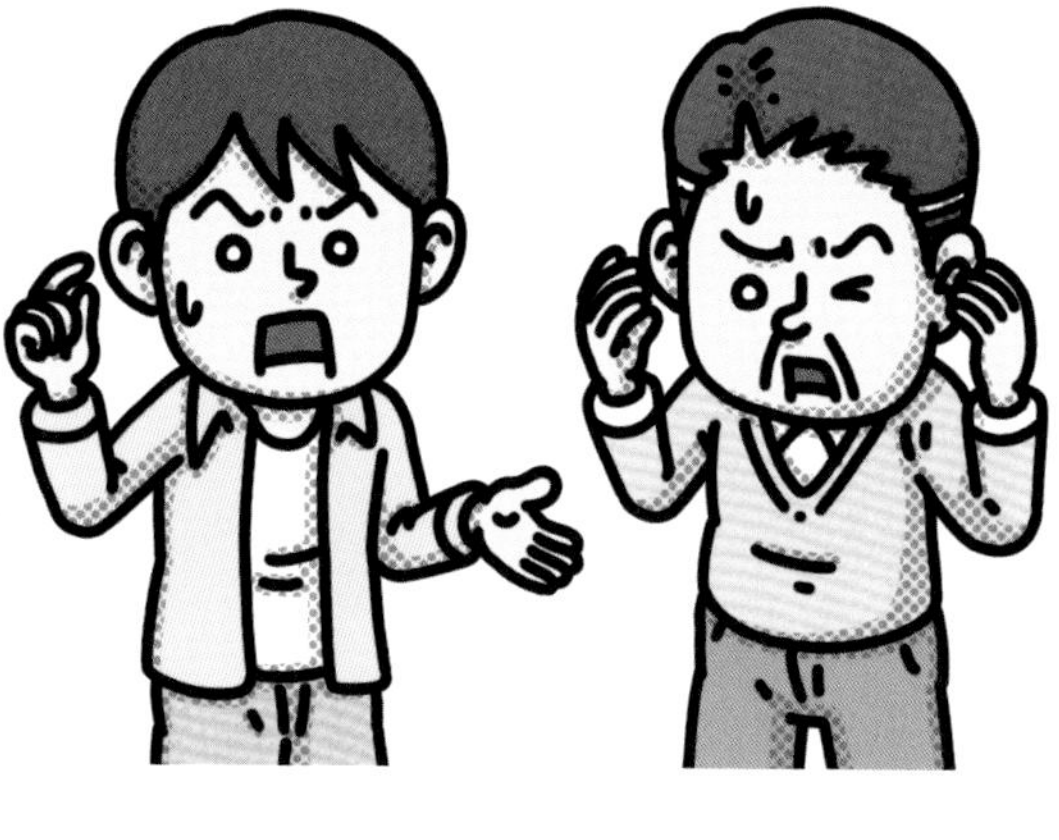

耳鳴りは変化するものだが、
難聴は放置しておくと重症化していく。
聴覚だけでなく脳への異常、
またそれに伴う認知症や精神疾患につながるケースも。
難聴の改善と予防の一歩目はその原因を知ることだ。

難聴の実態 ①

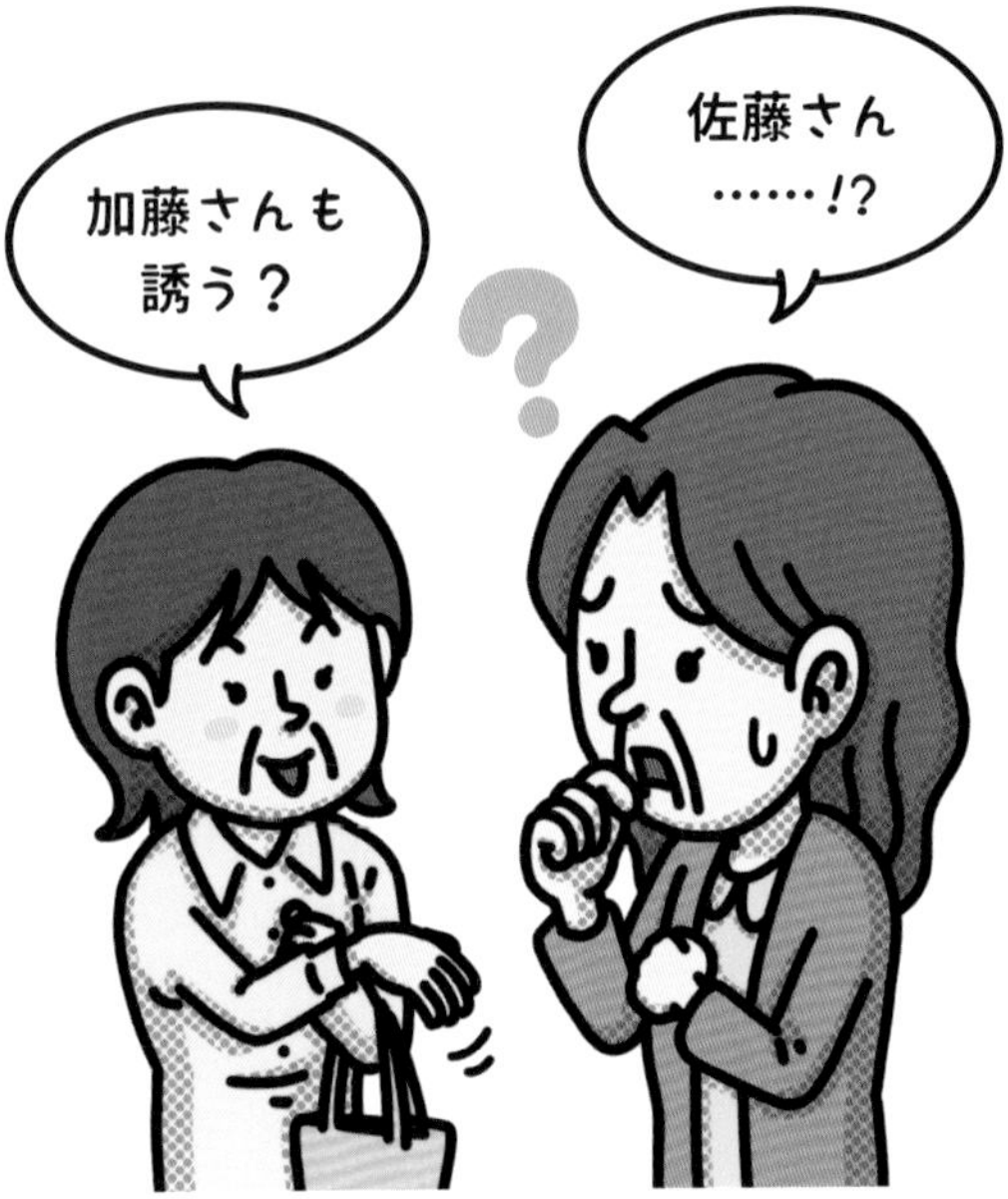

危険因子は誰もが持っている周囲に理解されにくい難聴

難聴はコミュニケーション障害を招く“聞こえ”の異変は人によって違う

聴覚に関わる神経線維は約3万本あるといわれますが、私たちはその大半を満足に使えていません。これは聴覚に限らず、人間は本来の脳の能力のほとんどを眠らせています。誰もがそのことに気づいていないのです。難聴となる要因もこれに関係しています。**コミュニケーションは「耳で聞く**（hear）**」「脳で聴く**（listen to）**」「相手に訊く**（ask）**」で成り立ちます。**難聴はいずれかの部分で異常が起

“聞こえ”の状況による疑わしき病気の例

子音の聞き取りが困難 →加齢性難聴（初期・軽度）

母音の識別が困難 →中耳炎、メニエール病

異なる音に聞き間違える →加齢性難聴（進行期・中等度以上）

全体に音がこもる →中耳炎、耳硬化症

騒音の中で聞き取れない →APD（聴覚情報処理障害）

周囲に気づかれにくいため
自覚症状があればすぐに診断を！

こっているといえます。これらの異常に対処するためには医学的な治療も行いますが、**改善や予防には脳を刺激する聴覚トレーニングも必要**になります。眠っている脳や神経を目覚めさせるわけです。

　また**難聴は周囲の人に理解されにくい側面も**あります。相手には正しく音（声）を認識しているかわかりにくいもの。仮にきちんと伝わっていない場合も〝聞き間違い〟というのが聴覚に異常がなくても発生します。難聴は子音や母音、また一定の音量や高低の音が聞き取りにくいという特性もあります。**難聴を改善するには自覚症状の認識が重要**で、認識できていないことが治療を遅らせる要因でもあります。〝聞こえ〟がおかしいと感じたら速やかに医療機関を訪れましょう。

難聴の実態 ②

難聴は日常生活で進行する 放置しておくと治療は困難

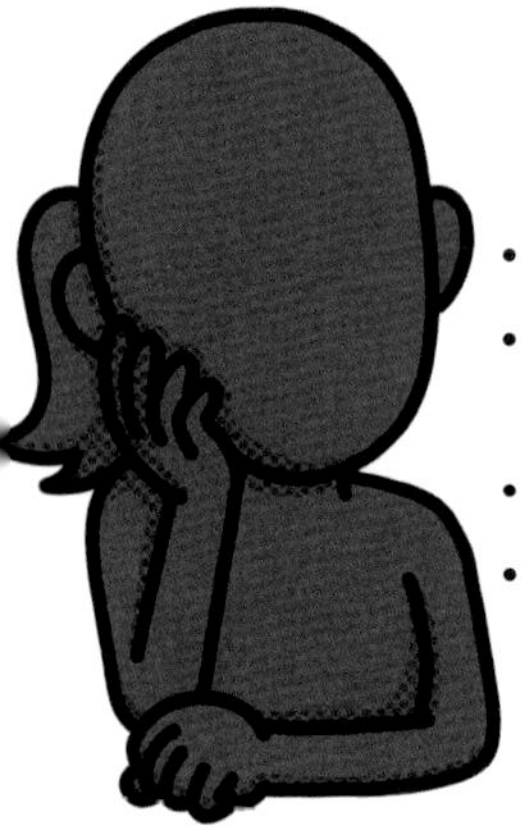

・聴力低下は加齢のせい
・病院にいくほど苦痛ではない
・そのうち治るだろう
・片方は聞こえるからがまんしよう

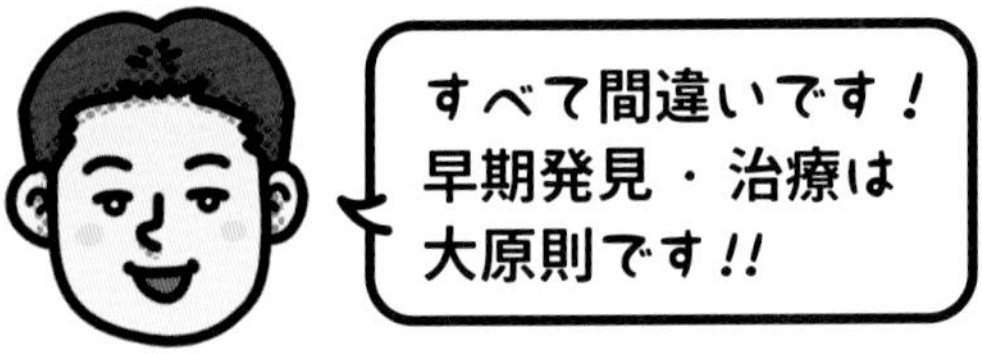
すべて間違いです！
早期発見・治療は
大原則です!!

聴覚の機能は低下している 放置とケアとでは雲泥の差がある

外耳や中耳のみに障害が起きている場合は、治療で軽快します。ただし、放置しておくと内耳や脳の異常を招くこともあります。耳介から脳まではつながっており、**外耳や中耳の障害が改善されなければ、内耳や脳が異常反応してしまう**こともあるからです。

もちろん内耳や脳に深刻な障害がある場合、自然治癒はありません。人体のすべては経年劣化します。老化ともいえるでしょう。とり

難聴を進行させる要因

大音量にさらされる	内耳に負荷をかけることで有毛細胞が異常反応して障害を受ける。結果、脳の異常反応を招く。
血流を阻害する生活習慣	内耳の血管は微細で阻害されやすい。喫煙や過度な飲酒、コレステロールがたまるような食生活によって血液中の酸素量が不足する。
高血圧・腎臓の不調	高血圧の状態が続くと血管が損傷し、血流循環が悪くなる。腎臓の機能低下と血流阻害によって高血圧を招く。
不安定な精神状態	自律神経のバランスのくずれは、脳幹や小脳にも影響する。正しく情報判断ができず、脳が異常反応してしまう。

➡ セルフケアで難聴の進行を抑制できる。これは予防対策としても有効。

わけ**聴覚器はとても精巧なため、低酸素や血流障害に弱いという側面があり、難聴を起こす原因を取り払わないままでいると、高度化**してしまいます。脳の異常な反応を招き、自律神経にも影響します。体のあらゆるところで不調が生じれば治療が困難になります。何度もいいますが、**内耳の有毛細胞は原則、加齢とともに減少し、損傷を受けた細胞は再生しません。**異常な状態を放置すれば、健全な細胞まで悪影響を受けることにもなります。

またこうした状況下で、大音量に長時間さらされたり、血流を阻害するような生活を送っていたり、血圧管理に無頓着だったりすると症状はさらに悪化するばかり。それによって精神不安も顕著に現れます。これがセルフケアが重要な理由です。

難聴の実態
③

難聴の度合いは4段階 聞こえ方の異変は4つの型がある

〝聞こえ〟の状況を把握することで適切な治療と対処ができる

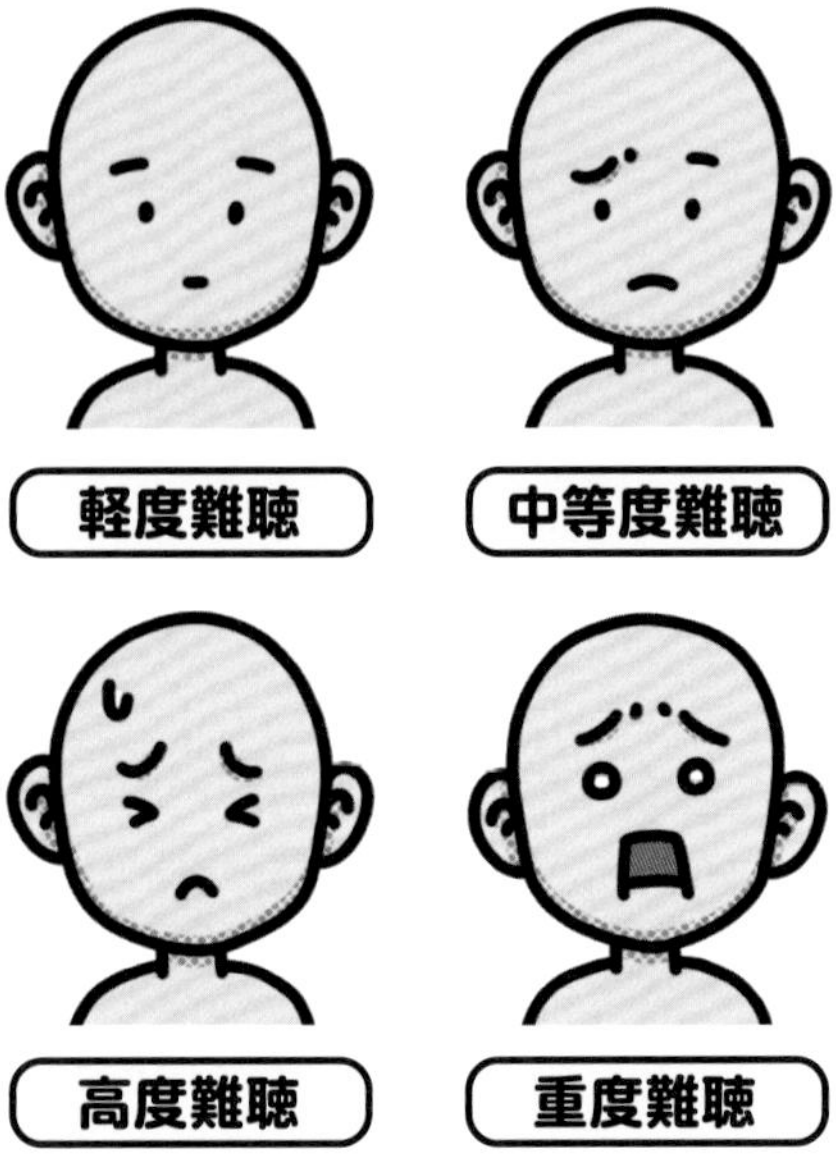

難聴が高度化すると治療は困難を極めます。軽度であれば治療の選択肢が広がり、日常生活に支障のないところまで回復させられます。

聴力検査などで精密にみていきますが、まず「耳のハンディキャップ質問」（P22）に答えて難聴の度合いを確認しましょう。また聴力検査では26ページの表のように音の強弱による聴力の度合いを4つに分類しています。

軽度（26〜50デシベル）はささやき声や騒々

難聴の聞こえ方の4つの型

低音障害型	母音は低音のため、会話が聞き取りにくい傾向にある。耳がふさがった感覚の人が多く、中耳炎や耳《じ》管狭窄症《かんきょうさくしょう》、初期のメニエール病などが疑われる。
高音障害型	高音である子音が聞き取りにくいため、聞き漏らしが増える。加齢性難聴、薬物中毒による障害などの場合が多い。
谷型	音の高低の中央部が聞き取りにくいために会話が全体的に不鮮明になる。主に聴神経腫瘍でみられる型。
聾型	グラフの線が全体的に低位置にあり、これは音全般が聞こえていない表れ。内耳炎、重度の突発性難聴、先天性内耳奇形などが疑われる。

聴力検査(P48)も行い、聞こえ方の型から原因を突き止め、治療につなげる。

しいところでの会話が聞き取りにくいレベル、中等度（51〜70デシベル）は大きな声なら聞き取れるレベル、高度（71〜90デシベル）は耳元で大きな声を出されたら聞き取れるレベル、重度（91デシベル以上）は大声や電話の大きな着信音も聞き取れないレベルです。なお聴覚に異常がない場合に音を聞き取れる範囲は0〜120デシベルです。

さらに音の強弱だけでなく音の高低によっても聞こえ方が違います。48ページの耳鳴りのところで解説しているもので、聞き取りにくい周波数（ヘルツ）によって低音障害型、高音障害型、谷型、聾型《ろうがた》の4つに分類されます。

こうした難聴の度合いと聞こえ方の型を把握し、原因を突き止めたのち、適切な治療と日常生活での対処ができるわけです。

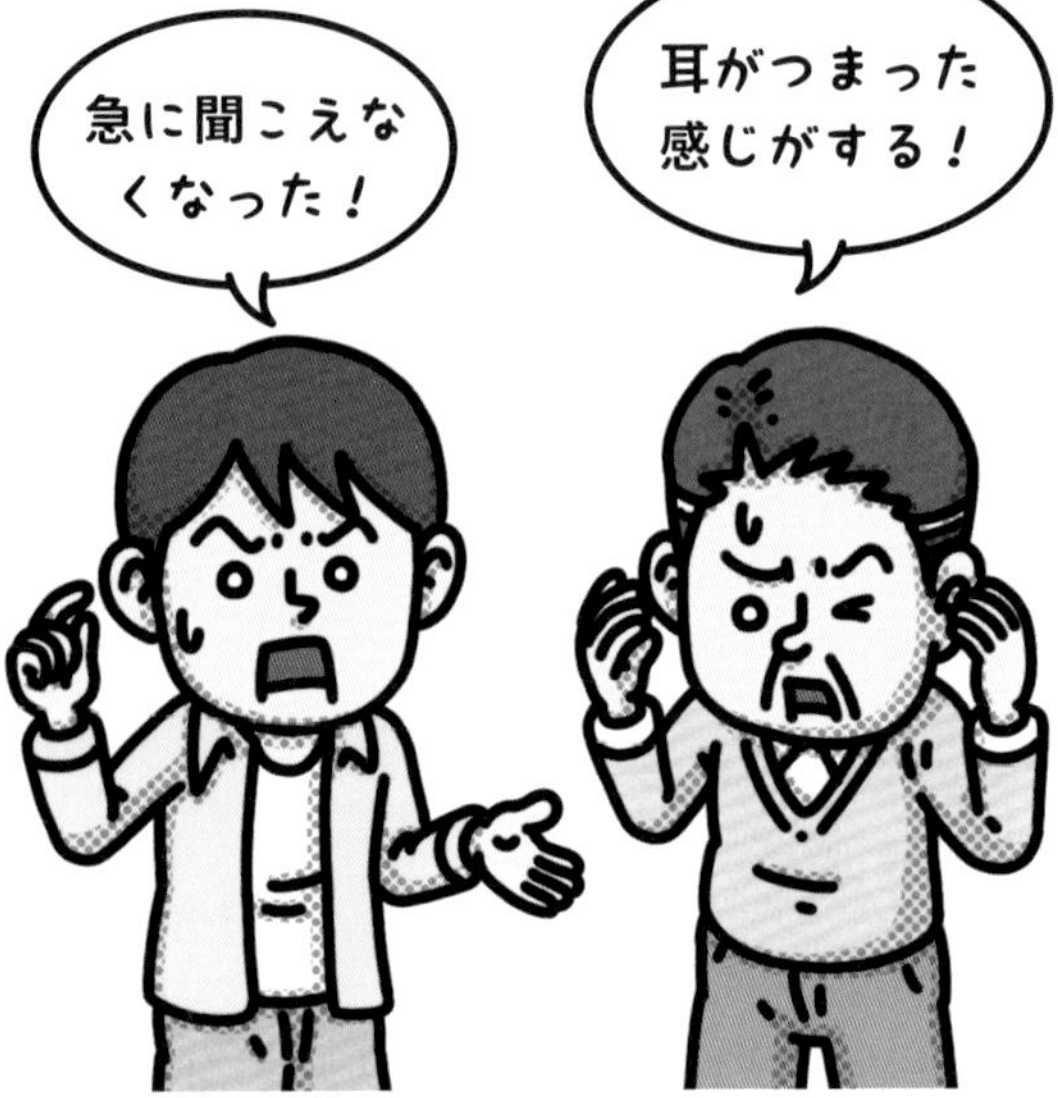

耳がつまった感じがする！
急に聞こえなくなった！

難聴の実態
④

伝音・感音・混合性障害の場所と原因を絞り込む

難聴を引き起こす病気は多種多様 改善の道のりの険しさも違う

難聴の状態を把握したら、どこに障害が起こっているかを突き止めていきます。40ページでも少し触れましたが、難聴は**外耳から中耳で障害が起こっている伝音難聴**と、**内耳以降で障害が起こっている感音難聴**、その両方**が組み合わさった混合性難聴**に分類されます。またこれらとは別に**心因性（機能性）難聴の患者さんも増えています**。

伝音難聴は、外耳や中耳の障害が起こって

音の伝達から感知、認識までのどこかに異常

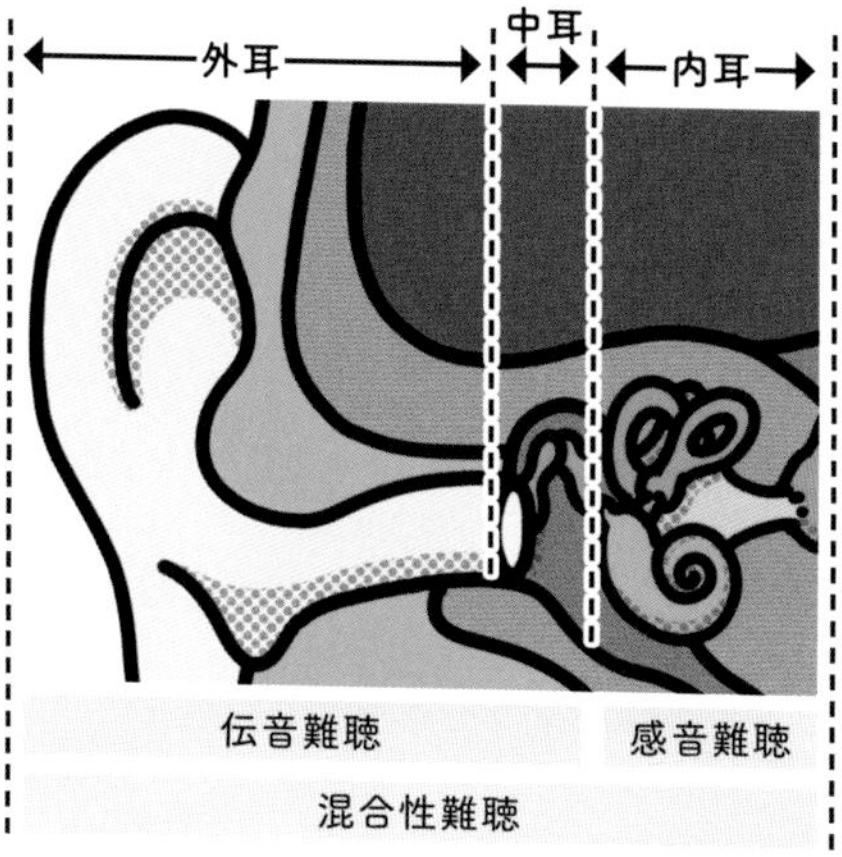

心因性難聴は神経や脳が深く関与している。

いる部分を治療することで比較的改善しやすい難聴で、耳がつまったように感じるのが特徴です。ウイルスや細菌の感染で炎症が起こる**外耳炎**や**中耳炎**、耳あかがつまった状態の**耳垢栓塞**《じこうせんそく》などが主な病気です。

難聴のほとんどは感音難聴です。内耳の蝸《か》牛《ぎゅう》で障害が起こっていることが特に多く、内耳性難聴とも呼ばれます。有毛細胞の減少や損傷が主な原因です。代表的な病気が**加齢性難聴**や**突発性難聴**、**メニエール病**、**音響性聴器障害**で、内耳には平衡機能もあるため、めまいの症状も多々みられます。また**聴神経**や**脳幹**、**大脳の異常によるものも少なく**、後迷路性難聴とも呼ばれます。

次ページから難聴の原因となっている病気について詳しく解説していきます。

難聴の病気
①

伝音難聴を起こす原因 外耳炎・中耳炎・耳垢栓塞

耳掃除やイヤホンが危険因子 中耳炎を放置すると慢性化

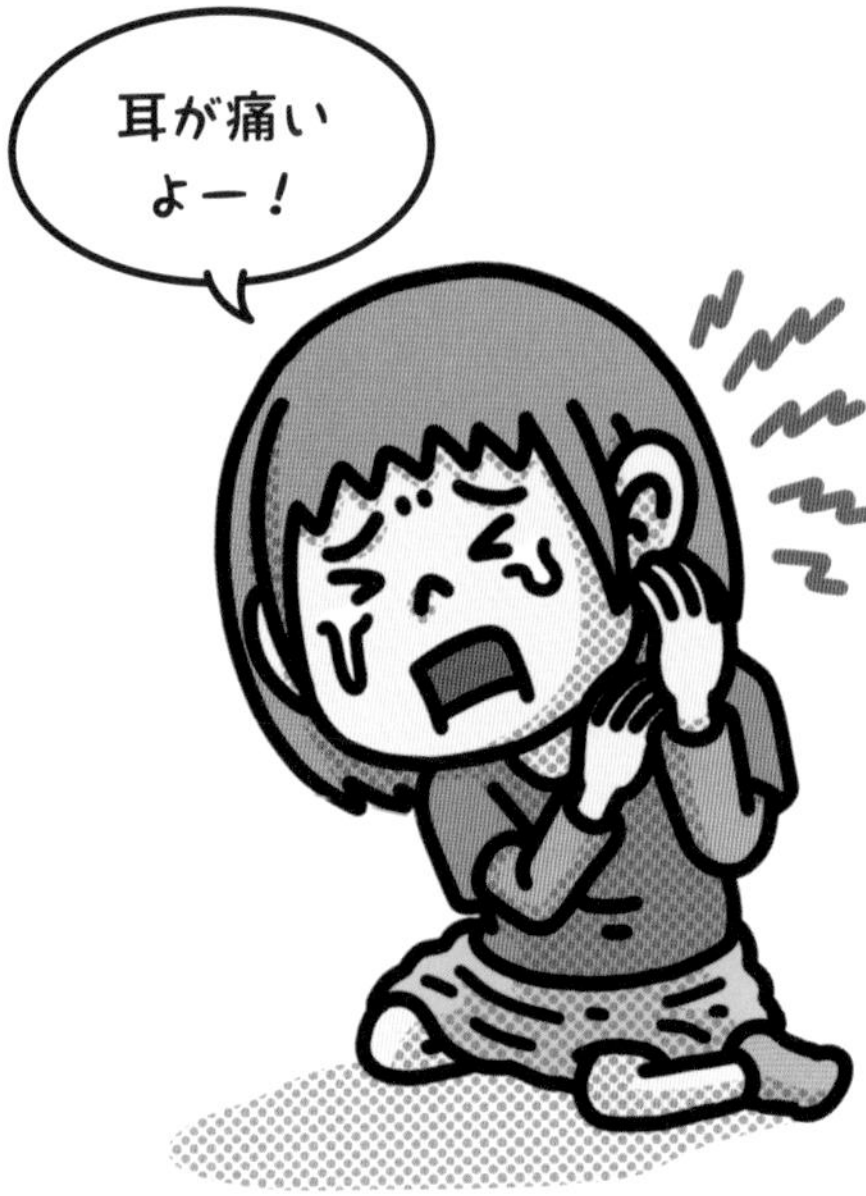

過剰な耳掃除は外耳に炎症（外耳炎）**を起こす可能性があること**を24ページでお伝えしました。耳掃除だけでなくイヤホンの装用でも外耳が傷つき、そこから黄色ブドウ球菌や緑膿菌、真菌などに感染する可能性があります。

また、耳あかは内耳を細菌やほこりから守る役割があり、**執拗に耳掃除をすることでかえって耳あかが増えてしまい、耳をふさいでしまいます。この症状を「耳垢栓塞《じこうせんそく》」といい、**

軽視できない中耳炎の種類

急性中耳炎	3歳までの子どもの半数以上が一度は発症するといわれている。強烈な痛みと発熱がある。炎症が広がらないうちに治療したい。
真珠腫性中耳炎	中耳炎の慢性化により、中耳に上皮組織が入り込んで耳小骨や周辺の器官を損傷させる。先天性のものもある。
滲出性中耳炎	中耳腔に分泌液がたまる病気。痛みや発熱を伴わないため放置しやすい。耳管狭窄症《じかんきょうさくしょう》という病気が引き金になることもある。
慢性中耳炎	中耳炎を繰り返すことで中耳の粘膜が腫れたまま、鼓膜に穴があいたままの状態となり、耳だれが繰り返される。
癒着性中耳炎	中耳炎の慢性化によって鼓膜が中耳腔の壁にくっついた状態。難聴になりやすく、重症の場合は手術が必要。

炎症が進行すると難聴が高度化し、手術を要する。

耳鼻咽喉科での治療が必要になります。

中耳炎は数種類あり、ウイルスや細菌の感染が原因です。とりわけ急性中耳炎は大半の**子どもが一度は発症し、強烈な痛みと発熱が伴います。**子どもは耳管が太くて短く、抵抗力が未熟なために感染しやすいのです。**中耳炎を慢性化させると、本来は中耳にない上皮組織が入り込み、耳小骨や周辺の器官を損傷させます。真珠腫性中耳炎といい、進行すると難聴が高度化**します。**鼓膜の奥の中耳腔に分泌液がたまる滲出性中耳炎が真珠腫性中耳炎に移行**する場合もあります。さらにこれらの中耳炎を繰り返すと、場合によっては鼓膜に穴があいた**ままになって耳だれを繰り返す慢性中耳炎や、鼓膜が中耳腔の壁にくっついた状態になる癒着性中耳炎を引き起こします。**

難聴の病気 ②

感音難聴の病気～加齢によって発症する

加齢性（老人性）難聴

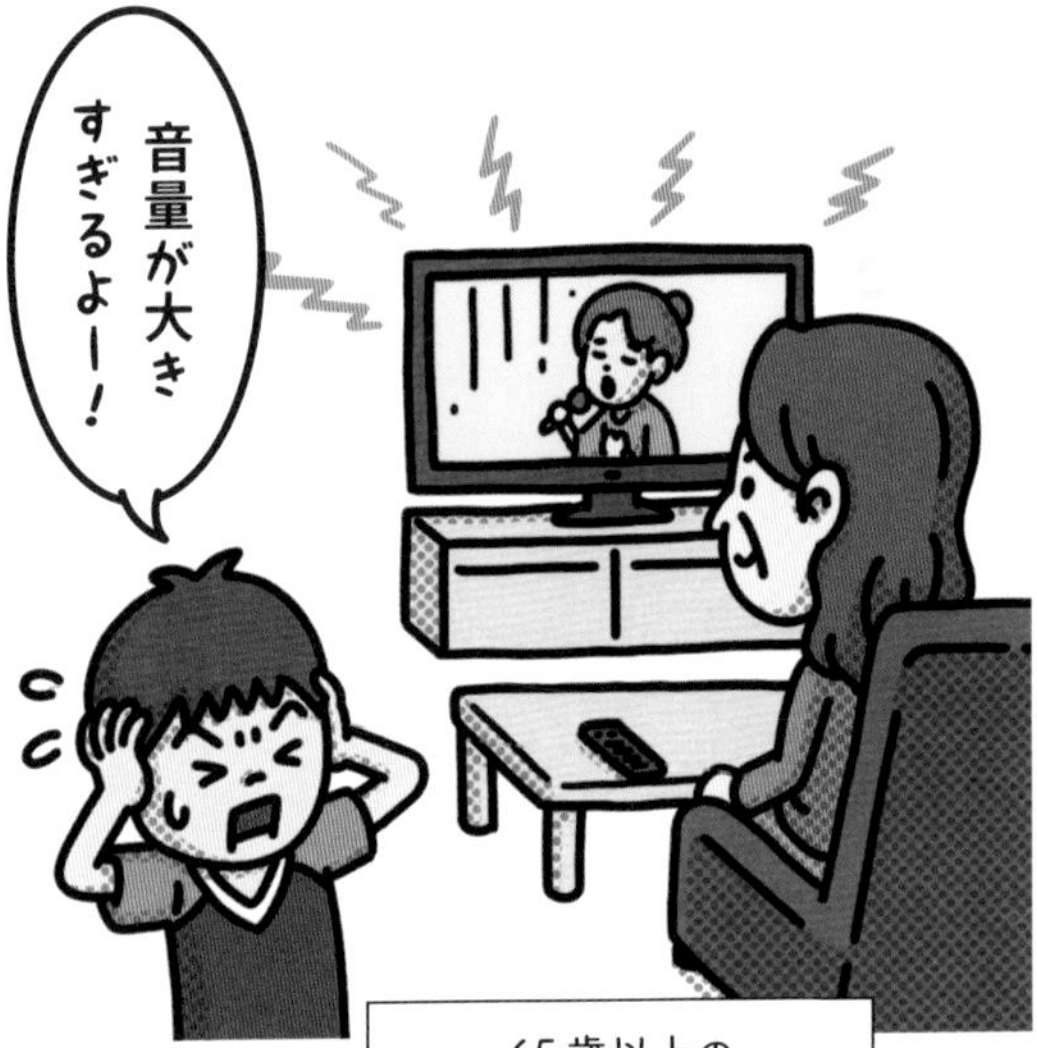

65歳以上の
3～4人に1人が発症

血管の老化で内耳に障害が発生
有毛細胞が疲弊して難聴になる

「耳が遠くなった」という言葉を聞いたことがあるでしょう。みなさんは〝仕方ない〟と思いますか？　答えはノーです。なぜなら**障害の状況によっては治療も予防もできる**からです。とはいえ、加齢による難聴の状況は深刻です。国立長寿医療研究センターの研究結果（2008～2010年調査）によると、軽度難聴以上の有病率は60歳台後半の男性44％、女性28％、80歳以上では男性84％、女性73％

加齢性難聴の兆候

兆候
1 聞き返しや聞き間違いが増えた

子音が聞こえにくいため、会話ではほとんどの部分が曖昧。高音域にある「か行」「さ行」「は行」が特に聞こえにくい。

兆候
2 呼びかけられても気づかないことが多くなった

感音の機能に異常があることで脳の反応も悪くなっている。小さな声や早口だとより反応が悪くなる。

兆候
3 テレビの音量を上げる、自分の声が大きくなる

聞き取りにくい音や声があることで、音量を上げようとする心理になる。自分の声の大きさの感知も悪くなる。

➡ 高い音が聞こえにくいことが原因。

とかなり高い割合。**個人差があるため30代から加齢による聴覚の機能低下が起きていると**もいわれています。

聴覚の機能が低下するメカニズムは、血管の老化から始まります。**血流障害が起こると内耳も老化**します。具体的には**蝸牛《かぎゅう》にある有毛細胞の減少と損傷**です。繰り返しになりますが、この細胞は再生しません。

聞き返しや聞き間違いが増えた、呼びかけられても気づかないことが多くなった、テレビの音量を大きくするようになった、大きな声で話すようになったというのが加齢性難聴の兆候です。**症状の特徴としては高い音から聞こえにくくなります**。子音は高音のため会話のほとんどが曖昧な聞こえ方になり、大きな音を求めてしまうわけです。

最先端医療「聴覚リハビリテーション」

目的
加齢性難聴の患者の聴覚機能と認知機能の低下の改善。また、補聴器装用による満足度の改善をはかる。

方法
医療機関での言語聴覚士による発話速度に対する訓練や、単語の聞き取り訓練、コミュニケーション訓練、家族への指導、自宅で聴覚トレーニング用の音源（CD）の聞き取り。

効果
語音明瞭度や単語・短文の聞き取り力、脳幹での情報処理速度などの認知機能が向上。人生や生活の充実度を表すQOL（クオリティオブライフ）の向上。効果には個人差がある。

聴力、認知機能、心理面の３つの側面で改善！

加齢性難聴は認知症リスクを高める
聴覚トレーニングで脳を活性化

高い音から聞こえにくくなる加齢性難聴。渦巻き状になっている蝸牛《かぎゅう》の高い音を感知する部分の細胞から損傷していきます。**脳は高い音で活性化する特性があるため、必然的に脳が停滞**していきます。また難聴になると耳からの情報量の減少により、脳の刺激も減って衰えていきます。そして**脳幹の情報処理速度が低下し、右脳と左脳の聴覚野、大脳辺縁系にある扁桃体《へんとうたい》や海馬《かいば》、これらとつながっている自律神経にも異常が発生し、認知機能が低下していく**のです。こうした背景もあり、加齢性難聴は聴覚に関する治療のほか、最新医療として**脳に働きかける聴覚リハビリテー**

加齢性難聴の発症に遺伝子が関与

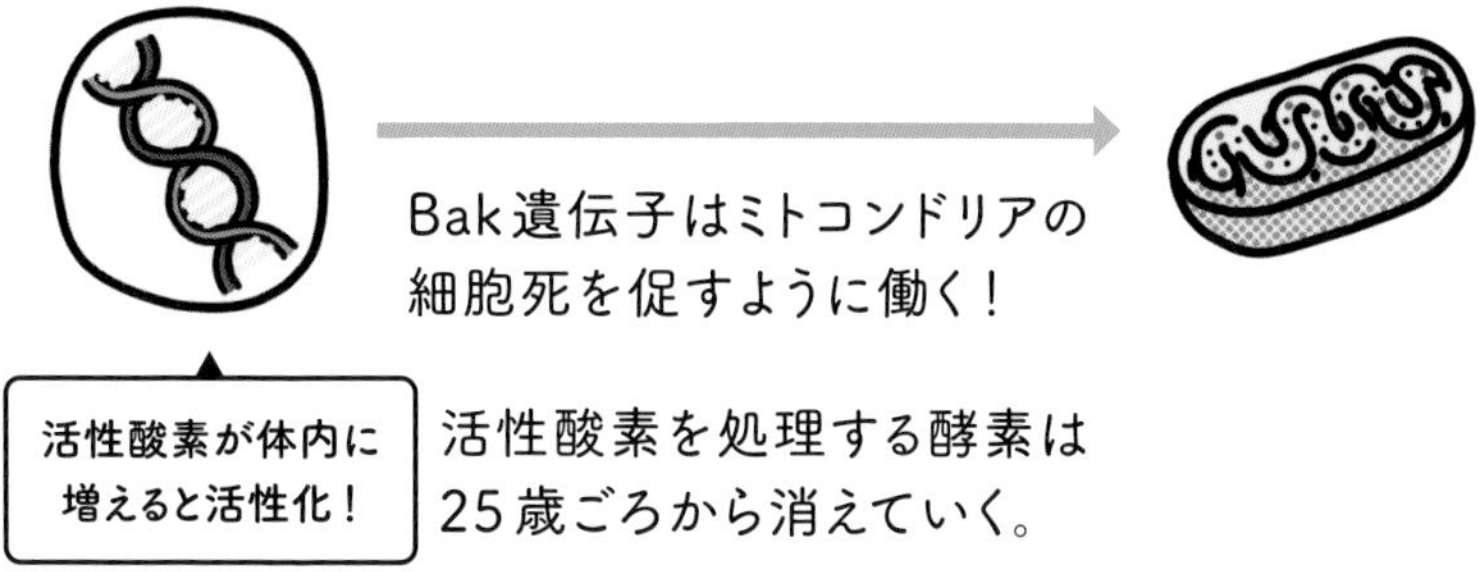
Bak遺伝子はミトコンドリアの
細胞死を促すように働く！
活性酸素が体内に
増えると活性化！
活性酸素を処理する酵素は
25歳ごろから消えていく。

**活性酸素を増やす原因を取り払い、
抗酸化物質を取り込む(P134)ことが有効！**

ションが一部の医療機関で開始されています。言語聴覚士による個別訓練に並行し、自宅での聴覚トレーニングもしてもらうものです。このトレーニングは予防にも有効。146～155ページで紹介しているトレーニングを行うこともおすすめします。

　また、加齢性難聴の発症原因として遺伝子が関与していることも明らかになっています。Bak遺伝子というものが細胞小器官のミトコンドリアの細胞死を促しているのです。Bak遺伝子は体内で活性酸素が増えると活性化します。人体には活性酸素を処理する酵素がありますが、25歳ごろから消えていきます。**活性酸素は体の老化を促進させるものなので、喫煙、アルコール、薬剤、ストレスなど活性酸素を増やす原因を取り払うべきです。**

難聴の病気
③

突発性難聴

感音難聴の病気～年齢に関係なく急に発症する

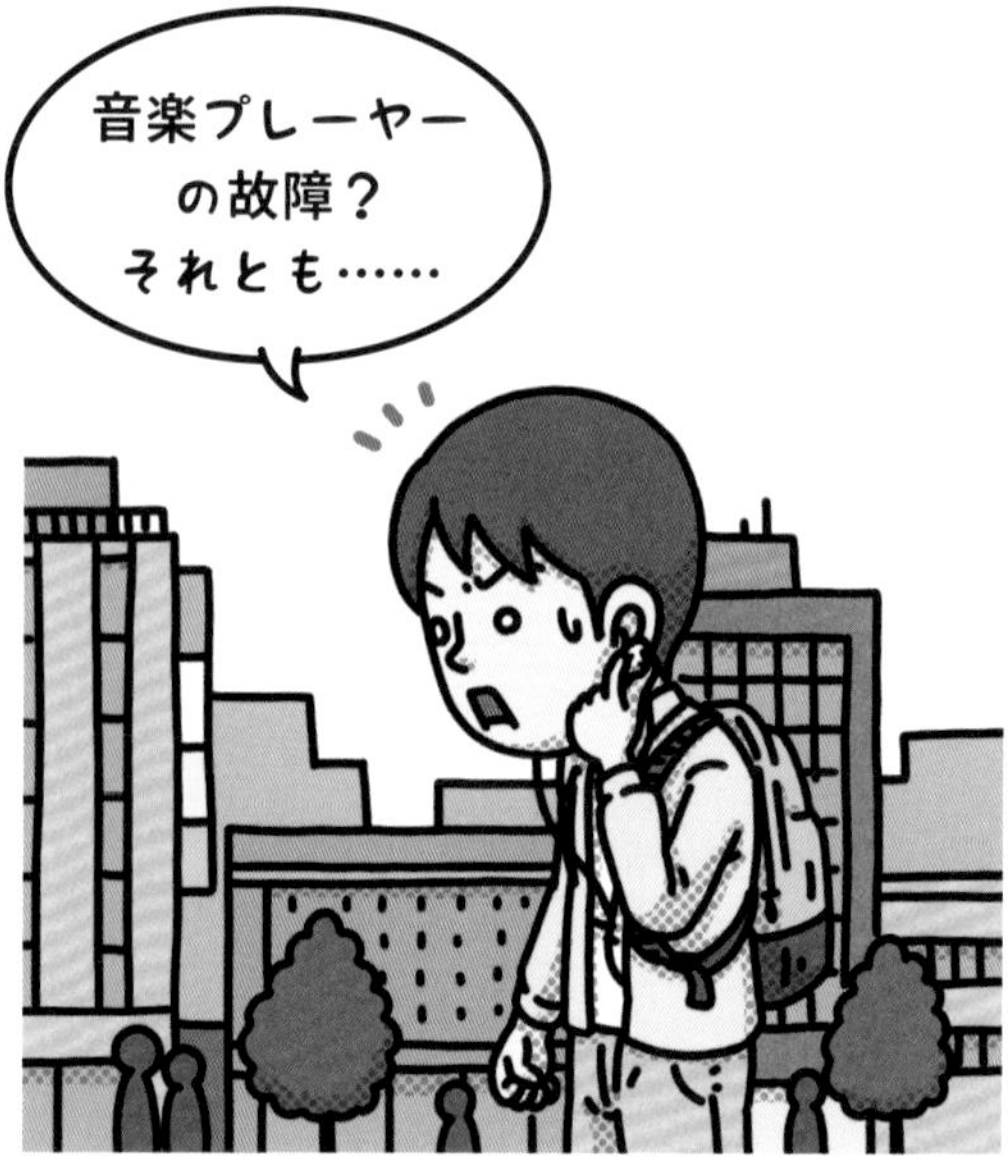

発症の原因は不明だが障害のある場所は突き止められる

突然、片方の耳（まれに両耳の場合もある）の〝聞こえ〟が悪くなる病気です。朝目覚めたら聞こえなくなっていたとか、気づいたら電話の声が聞こえなくなったとか、**前触れがない**のが特徴です。**幅広い年代に発症し、患者数は増加傾向に**あります。この病気の恐ろしいところは3つ。まず、たった**1回の発作で短時間に高度な難聴を引き起こし、耳鳴りも頑固**であること。次に**発症の原因がまだ特定で**

突発性難聴の特徴

タイミング	突然に発症する。 前触れとなる症状はない。
症状	片方の耳の聞こえが悪くなる。耳がつまった感じがする。耳鳴り、めまい、吐き気を伴うこともある。
発症しやすい体の状態	強い疲労やストレスを抱えていた患者が多い。 高血圧や糖尿病の人も多くみられる。
発症後の対応	発症直後は安静第一。ただちに医療機関を受診し、医師の指示に従う。

2週間以内に適切な治療をしない限り、聴力の回復は困難になる。

きていないこと。そして、**2週間以内に治療をしない限り聴力の回復が困難になる**ことです。早急に医療機関での受診が求められることはいうまでもありません。

発症原因は完全には解明されていませんが、障害の起こっている場所は明らかになっており、背景因子も推定されています。推定されるのは、薬物中毒、内耳出血、内耳動脈血栓や塞栓症、聴神経腫瘍の始まり、内耳梅毒などさまざま。内耳は脳底動脈から枝分かれした内耳動脈が支えていますが、この部分がつまると内耳に障害が発生します。**血液障害によって蝸牛《かぎゅう》、耳石器、三半規管が酸欠になっている**のです。

治療法はあります。症状が軽くても経過観察の判断をせず、すぐに医療機関を訪れてください。

治療について

薬物療法（内服や点滴）と中耳腔注入療法を行う。ステロイド薬で内耳の炎症を抑える。聴力の回復が困難な状態でも効果が出たケースがある。

中耳腔注入療法

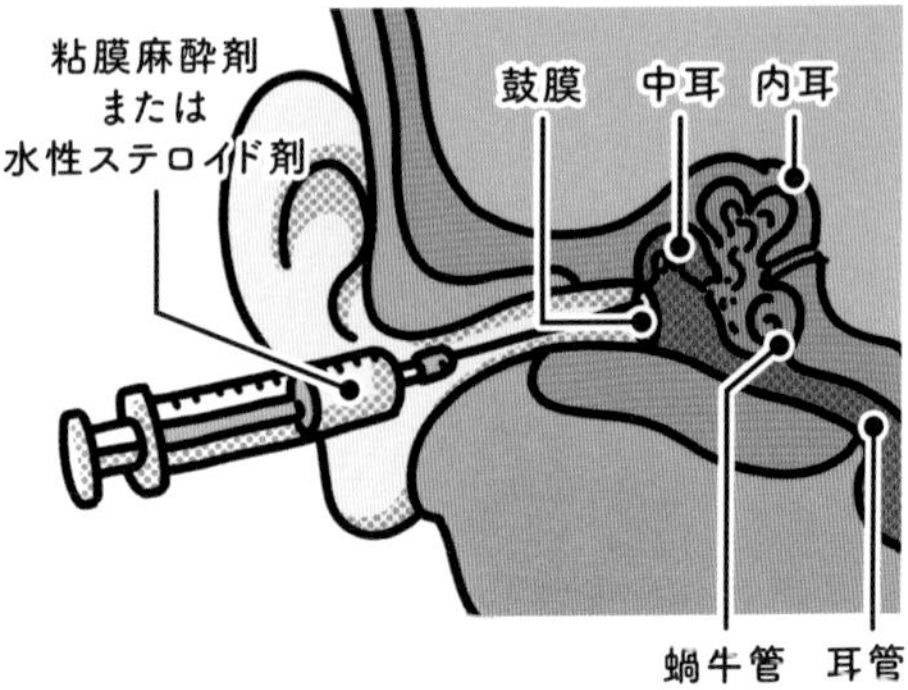
粘膜麻酔剤
または
水性ステロイド剤
鼓膜
中耳
内耳
蝸牛管
耳管

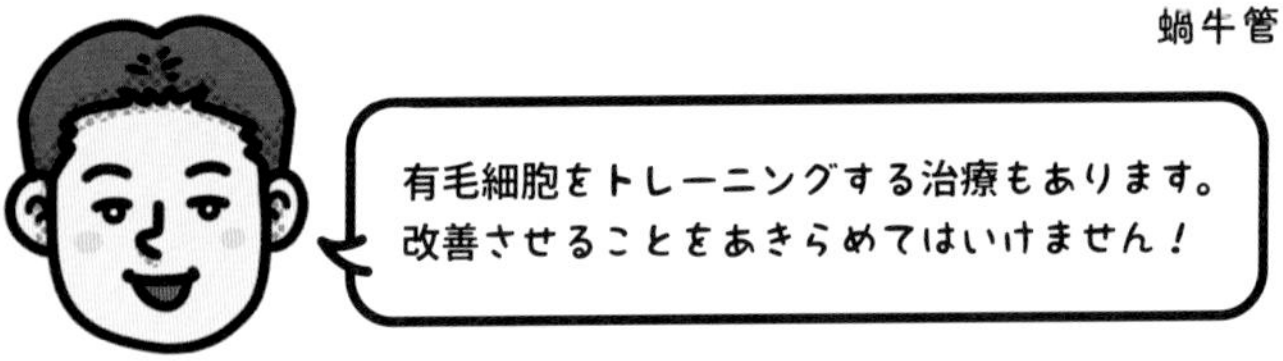
有毛細胞をトレーニングする治療もあります。
改善させることをあきらめてはいけません！

治療は中耳腔注入療法が効果的 新しい治療法も出てきている

発症後、2週間以内に適切な治療をしない限り、聴力の回復が困難になるのは、難聴が高度化しており、治療効果が得られなくなる可能性があるからです。主な治療方法は、**薬物療法と中《ちゅう》耳《じ》腔《くう》注《ちゅう》入《にゅう》療《りょう》法《ほう》**（P80）です。ステロイド薬は炎症を鎮める作用が強く、内耳で起こっている炎症にも効果的です。**中耳腔注入療法は内耳に直接働きかけることができ、聴力の回復が難しい状態でも効果が出たケースがあります**。多くは保険適用外なので医療機関に確認してください。また、ステロイド薬の内服や点滴治療は、糖尿病や重度の胃潰瘍、結核などの病気を患っている人は副作用に

めまいを伴うことがある

平衡感覚の機能を持つ内耳が障害を受けると、めまいを伴うことがある。
激しいめまいがあるときは安静が第一。

ポイント
1 耳鳴り→難聴→めまいの順に症状が現れる

ポイント
2 浮動性→回転性とめまいのタイプが変わる

ポイント
3 血流が回復すると回転性→浮動性に変わる

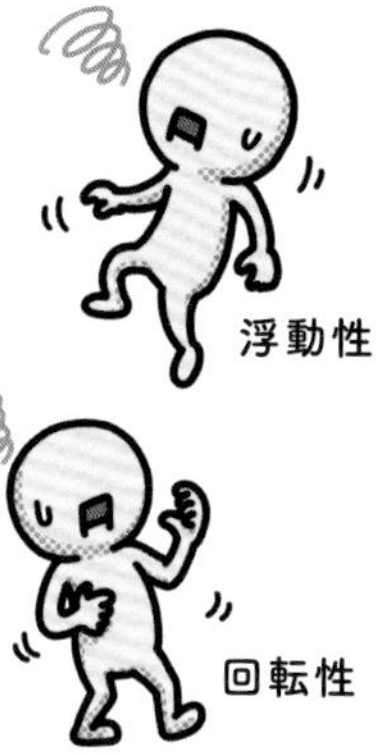

よってそれらが悪化する可能性があることから、この治療に踏み切れないこともあります。しかし、中耳腔注入療法ならその心配もありません。ただし、発症後に速やかに治療を行った場合でも、重度の難聴や高齢者、めまいを伴っている場合など、改善が難しくなることもあります。

　めまいの症状には特徴があります。**内耳動脈をつまらせている原因が前下小脳動脈であるときにめまいが伴うのです。**耳鳴り→難聴→めまいの順に症状が現れ、フワフワと感じる浮動性のめまいが起き、グルグルとした回転性のめまいに移行することもあります。血流が回復すると、今度は逆の順に起きます。

　どんな状況でもあきらめないことです。その先に得られるのが治療効果なのです。

難聴の病気 ④

感音難聴の病気～若い世代の女性に急増

急性低音障害型感音難聴

慢性的な疲労やストレスが招く
再発や慢性化を防ぐことが大事

突如、片耳がつまった感じや耳鳴り、音が響いて聞こえる、フワフワとした浮動性のめまい（軽いことが多い）などが現れる病気で「ALHL」と呼ばれることもあります。**難聴以外の症状が強い傾向**にあります。難聴の症状としては低音部が聞こえにくくなります。若い世代の女性で、特に**疲れやストレス、睡眠不足、肩こり、頭痛が慢性的にある人の発症**が多いです。

肩こりがひどい……
眠れない……
頭が痛い……

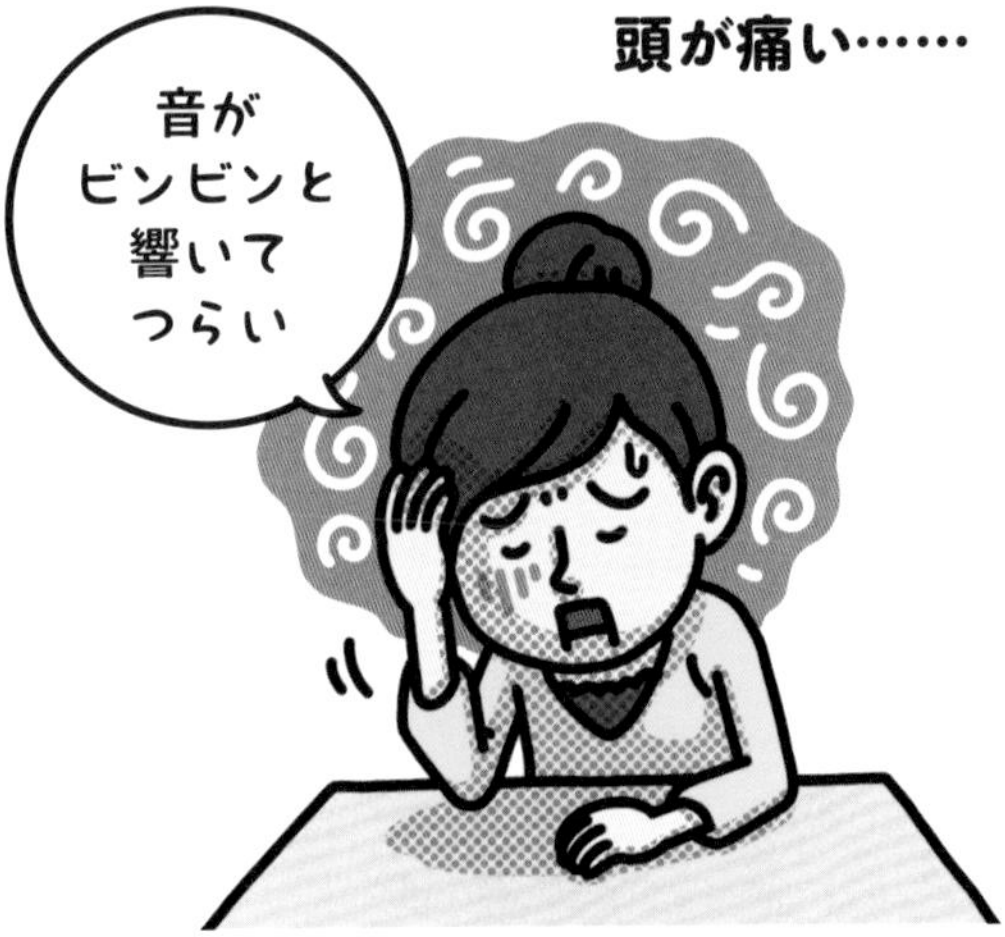

急性低音障害型感音難聴の特徴

タイミング	気圧の変化や前線の接近で天候が不安定なときに起こりやすい。時間帯はむくみが出やすい日中から夕方にかけて。
症状	低音が聞こえにくくなる、片耳がつまった感じがする、耳鳴り、音が響いて聞こえる。フワフワとした浮動性のめまいなどの合併症を伴うこともある。
発症しやすい体の状態	慢性的に疲労やストレス、睡眠不足、肩こり、頭痛などがあり、自律神経のバランスがくずれている状態。体質も関係する。
発症後の対応	軽度の場合は自然治癒することもあるが、症状が長引く場合や、体調の改善がみられない場合は医療機関を受診。生活習慣の改善に努める。

突発性難聴やメニエール病との鑑別も重要。

原因は内耳のリンパ液が急に過剰にたまり、蝸《か》牛《ぎゅう》がむくむこと。メニエール病も同じようなメカニズムで発症しますが、難聴の症状やめまいのタイプ（メニエール病は激しい回転性）などで違いがあります。ただ、急性低音障害型感音難聴を繰り返すことでメニエール病に移行することもあります。軽度の場合は**自然治癒することも少なくありませんが、再発やほかの病気への移行をくい止めるためにも、症状が長引くようなら放置せずに医療機関で受診**して治療を行ってください。

低音難聴は生活習慣や病気、体質が原因で自律神経のバランスがくずれ、血流が悪くなることで発症する傾向にあります。慢性化する前に、また発症する前の予防としてセルフケアを心がけましょう。

難聴の病気 ⑤

音響性聴器障害（音響外傷）

感音難聴の病気〜若い世代の発症が多い現代病

慢性的に騒音にさらされると内耳が音の圧力を受け続ける

クラブやライブなどで大音量にさらされることにより、急に難聴が発症することがあります。これは**有毛細胞が激しく揺れたことで、倒れたり絡まったりして異常を起こしているのが原因**です。爆発音や運動会のスターターが使用するピストル音でも障害が起こることがあります。これらを**急性音響外傷**といいます。

一方で若者の音響外傷で懸念されているのが、**騒音性難聴**です。背景因子は**イヤホンやヘッド**

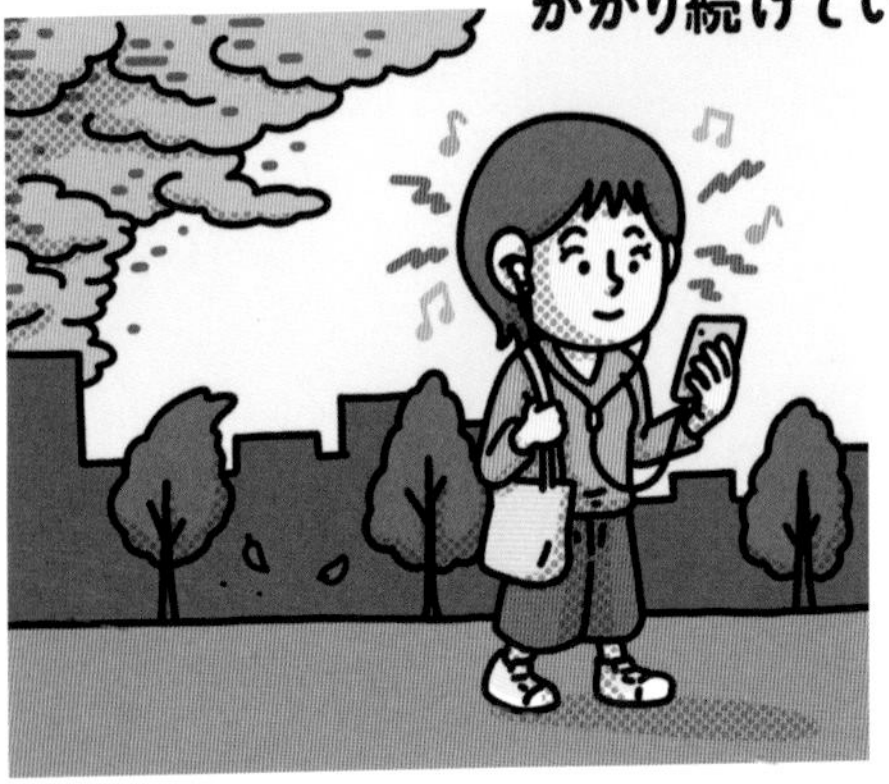

急性音響外傷

大音量の音楽イベントや爆発音など、強大な音によって急に発症する。

騒音性難聴

工事現場などの騒音や、イヤホンで音楽鑑賞を長時間することによって発症。

音響性聴器障害の特徴

タイミング	急性音響外傷の場合は、大音量や爆発音の現場。騒音性難聴は音の圧力を耳が長時間、長期にわたって受けることで発症。
症状	強い耳鳴り、耳の痛み、耳がつまったように感じる、音に対して過敏になるという症状ののちに、高い音が聞こえにくくなる。
発症しやすい体の状態	健康な状態の人でも発症する。
発症後の対応	上記症状があればすぐに医療機関を受診すること。治療と並行して背景因子を取り払う、もしくは予防策を講じる。

➡ **治療が難しい病気のひとつである。**

ホンを装用して音楽を長時間聞くことです。音は空気を振動させて伝わるため、圧力（音圧）があります。**耳をふさいだ状態だと圧力が直接耳の中に伝わり、聴覚器を傷つけてしまう**のです。特に内耳は障害を受けやすい性質があります。この状態が長期間に及ぶと、障害が蓄積され、高度な難聴へと発展してしまうのです。耳鳴りののちに**高い音が聞こえにくくなります。**

同じような状況として、携帯電話を耳に当てたままの長時間の通話、ゲームセンターなどの大きな音のする空間に長時間滞在することでも起こります。大きな工事音にさらされ続けている職業の人が発症することも少なくありません。

なお、急性音響外傷、騒音性難聴を総じて音響性聴器障害といいます。

ドクターCheck!

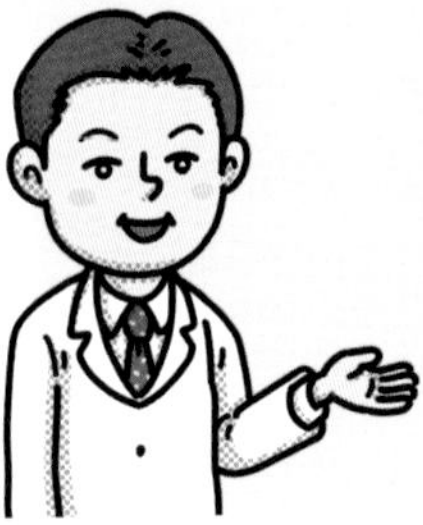

治療について

急性音響外傷の場合

突発性難聴の治療と同じように、薬物療法と中耳腔注入療法を行う。障害が軽度の場合は自然治癒することもある。

騒音性難聴の場合

早期治療の場合は内耳の障害も軽度のことが多いため、薬物療法と中《ちゅう》耳《じ》腔《くう》注《ちゅう》入《にゅう》療《りょう》法《ほう》を行う。長期間にわたって障害を蓄積している場合、治療はほぼ不可能。

騒音性難聴の対処は予防
障害の蓄積を避ける

加齢性難聴を防ぐには、活性酸素を増やさない生活習慣にすることが重要です。これはゆっくりでも確実に障害を蓄積させているからです。それと同じように**騒音性難聴を招かないためには耳に直接かかる圧力を取り払うしかありません**。急性音響外傷の場合は、薬物療法や中耳腔注入療法によって聴力を回復させることもできますが、長期に及ぶ**騒音性難聴の場合、治療はほぼ不可能です**。

イヤホンでの音楽鑑賞による障害においても、職業上での工事の騒音による障害においても徐々に聴力が低下し、症状がゆっくりと進行して難聴に至ります。〝障害を受けた内耳

音響性聴器障害は予防が第一

予防
1 耳をふさいで長時間、音楽を聞かない

難聴がある場合はイヤホンやヘッドホンを長時間使用しないことが望ましい。使用する場合、音量設定を小さくし、時間を制限すること。

予防
2 大きな音のする場所では耳栓を活用する

工事現場やゲームセンターなど、大きな騒音がし続ける場所では、耳栓などの防音具をつけて耳を守る。

予防
3 耳を休める対策を講じる

疲れ目を休めるように耳を休ませる時間も必要。聴覚トレーニングでは癒やし効果のある音楽を聞くことも推奨している。

症状はゆっくり進行する。重症化する前に対策を！

はもとに戻しにくい〟と思ってください。もちろん加齢性難聴のように聴覚トレーニングによって音の明瞭度を向上させる治療も考えられます。ただ、患者さんに求めたいのは、**現状を悪化させることを防ぐこと、予防策を講じること**です。

大音量への対処として、例えば音楽イベントならスピーカーのそばにいることは避けてください。長時間にわたって大音量にさらされるような場面では耳を休める時間も入れましょう。また工事や音楽を扱う職業の人は、**耳栓などの防音具を装用して耳を守ってください**。長時間、音楽を聞く際はイヤホンやヘッドホンを使用しないことが望ましいです。難聴の症状がない場合でも**音量を小さく設定して耳にかかる圧力を弱めましょう**。

難聴の病気
⑥

メニエール病

感音難聴の病気〜めまい・耳鳴り・難聴がセット

発作のたびに内耳に障害が起き、聴覚の機能が徐々に失われ、後遺症が残ることも！

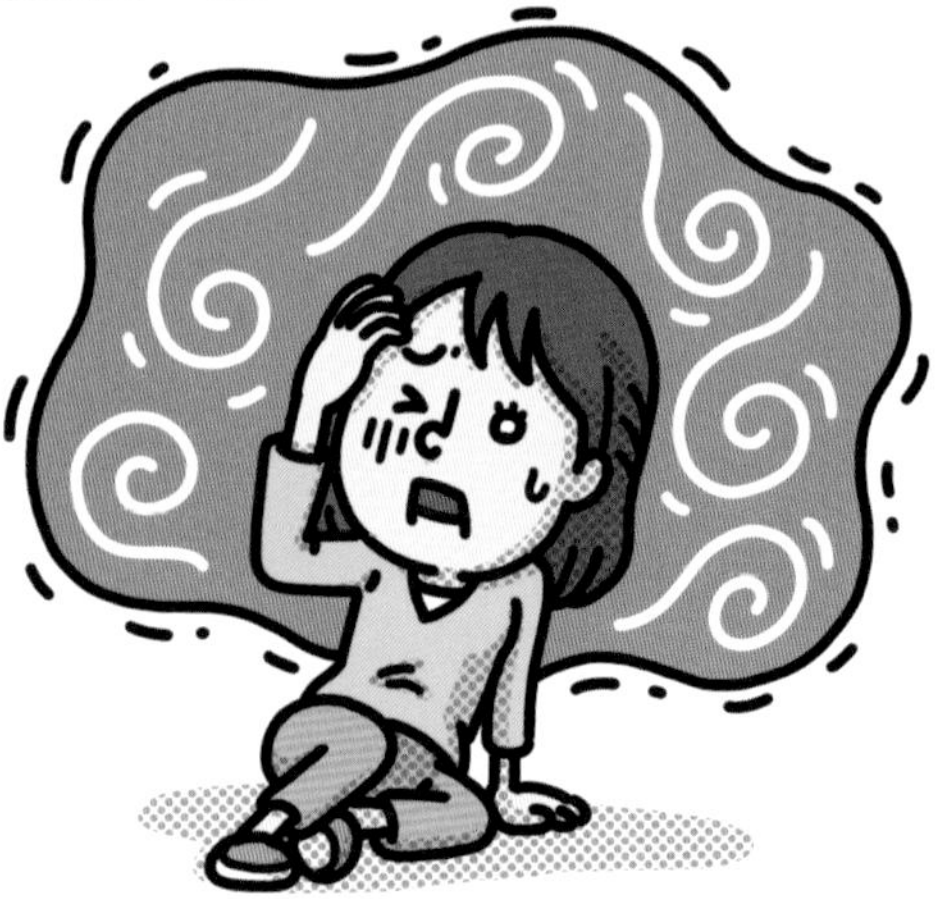

外的、内的要因が絡み合い
内耳の水ぶくれを生じさせる

急性低音障害型感音難聴（P106）は、内耳のリンパ液が急に過剰にたまり、蝸牛《かぎゅう》がむくむことで内耳に障害が起こります。メニエール病は**内耳の内リンパ嚢《のう》の水ぶくれ（水腫）によって蝸牛が影響を受け、耳鳴りや難聴を引き起こします。大半が片方の耳のみに発症します。**

発症しやすい時期は、初春や初秋などの季節の変わり目で、特に低気圧や前線の接近などで天候が不安定な早朝です。女性は月経期

メニエール病の特徴

タイミング	突然起こる。気圧や前線の接近などで天候が不安定な早朝に発症しやすい。
症状	片耳に耳鳴りや難聴が起こる。回転性のめまいは数時間続き、吐き気や嘔吐《おうと》、冷や汗、顔面蒼白《そうはく》などの症状を伴うこともある。
発症しやすい体の状態	アレルギーや低血圧の体質がある。ストレスを抱えていることが多い。血行不良、自律神経の失調、動脈硬化なども関係している。
発症後の対応	めまいがおさまるまでは安静が第一。再発によって内耳の障害が重くなる前に医療機関を受診し、適切な治療を行う。

耳鳴りや難聴のないものは「前庭型メニエール病」と呼ばれる。

の前後も発症しやすい傾向があります。また患者さんを問診すると、**内的な要因としてアレルギーや低血圧という体質、ストレス**も多くみられます。外的、内的の背景因子が絡み合い、自律神経や内分泌の失調を引き起こして内耳に影響を及ぼしているのです。血行不良を引き起こす障害、臓器の病気、慢性中耳炎、気道や歯の病気のほか、薬物の副作用なども背景因子として考えられます。こうした状況下でなんらかの刺激が加わると、内耳が水ぶくれするのです。

難聴の病気にはめまいを伴うものがあり、**メニエール病は激しい回転性のめまいが特徴**です。一度おさまっても**再発することが多く、そのたびに内耳は損傷を受けていきます。**

発作がおさまっても内耳の障害は消えない

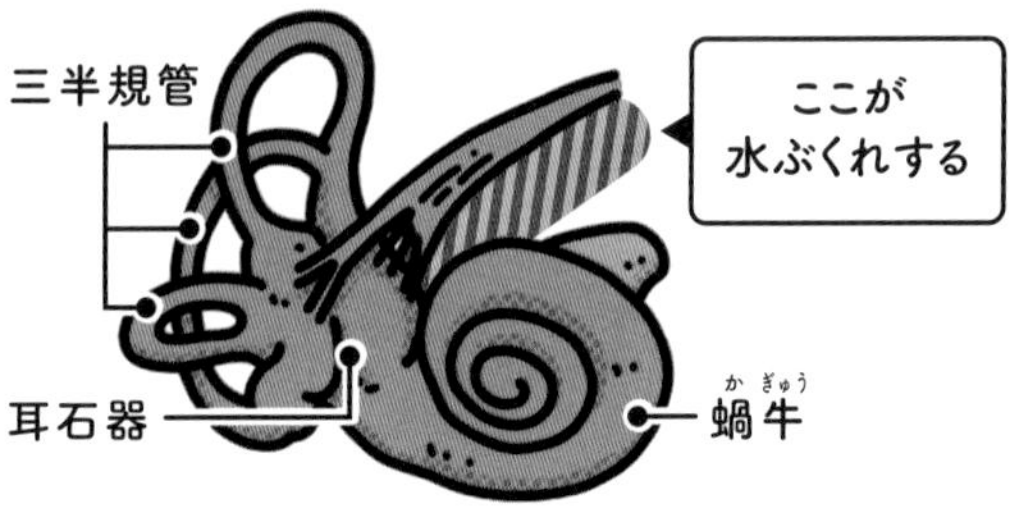

内耳の内リンパ嚢《のう》が水ぶくれ（水腫）すると、蝸牛だけでなく、耳石器や三半規管にも影響し、平衡感覚機能に障害が起こる。

めまい

数時間もすればおさまり、すっきりした気分になるが、再発することが多い。

平衡感覚

発作のたびに耳石器や三半規管に障害が起き、平衡感覚の機能が低下して後遺症が出ることもある。

聴覚

発作のたびに蝸牛に障害が起きることで、聴覚機能が低下して後遺症が出ることもある。

発作が繰り返されるたびに聴覚と平衡感覚、内耳が衰退

メニエール病で発症する回転性のめまいは、立っていられないほど激しいものがほとんどです。数時間もすればおさまり、すっきりした気分になるのも特徴です。しかし、再発することがほとんどで、数日間、数週間、数か月間、数年間というように再発するまでの期間や頻度には個人差があります。

発作を繰り返すうちに脳は内耳の機能を補おうと働くため、症状は軽くなります。これが治療を遅らせる要因でもありますが、実は**発作がおさまっても内耳の病変は完全には消えていません。むしろ進行している場合があります。**それは内耳の役割である**平衡感覚機**

メニエール病の治療の流れ

1 ストレスや不安な気持ちに対処する

カウンセリングや薬物療法（カクテル療法）でストレスを和らげ、不安な気持ちを取り払う。

2 中耳腔注入療法を行う

外来でステロイド剤などを内耳に注入する。効果が出ない場合は入院で治療を行い、めまい、耳鳴り、難聴の症状を軽くする。

3 手術を行う（最後の手段）

耳の後ろの骨を削り、内リンパ嚢にリンパ液がたまりすぎないようにし、発作を防止する。

耳鳴りや難聴の慢性化をくい止める。

能と聴覚機能を低下させていることになるわけです。聴力が低下すれば脳の異常興奮を招き、事態はさらに深刻化します。別の病気に移行することもありますので早急な治療が必須です。

治療は薬物療法と加圧（高圧）、**中耳腔注入《ちゅうじくうちゅうにゅう》療法《りょうほう》が中心**です。手術をしなければならないケースはまれです。また、再発を繰り返しているうちに「今度はいつ起こるのだろうか」という不安な気持ちが強くなり、精神疾患を招くこともあります。

耳鳴りや難聴は慢性化すると、脳に影響が及びます。適切な治療を行うとともにメニエール病を発症させる**背景因子を取り払うことが大事**なのです。

難聴の病気
⑦

先天性難聴

感音難聴の病気～言語障害が起こることもある

適正な検査と治療で
子どもの未来を明るく！

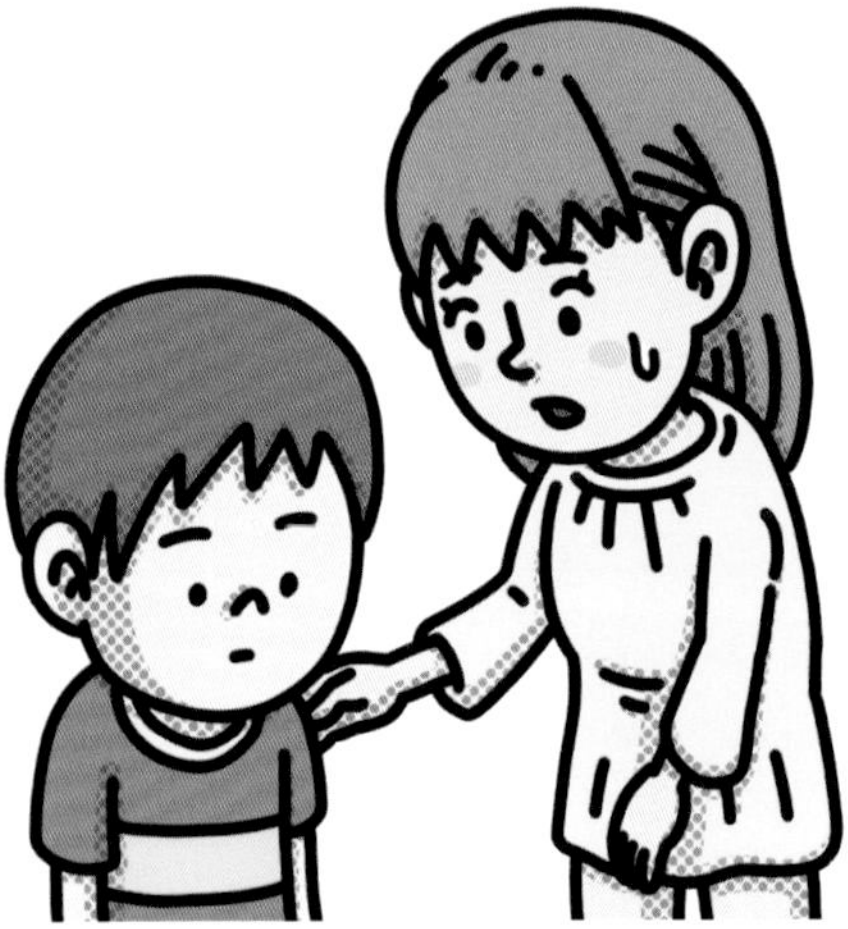

新生児の聴覚検査は必須
聴覚と言語の発達を守る

新生児聴覚スクリーニングという検査によって難聴を早期発見できるようになりました。50ページで解説したABR（聴性誘発反応検査）が自動化された自動ABRです。この検査の導入前は、言語の発達に異常を感じて先天性難聴が判明するケースが多々ありました。健診制度によって子どもの生育環境の整備は充実してきていますが、100％安心というわけではありません。**検査で陰性だったのに、あとに**

新生児の難聴の早期発見のために

自動ABR（聴性誘発反応検査）

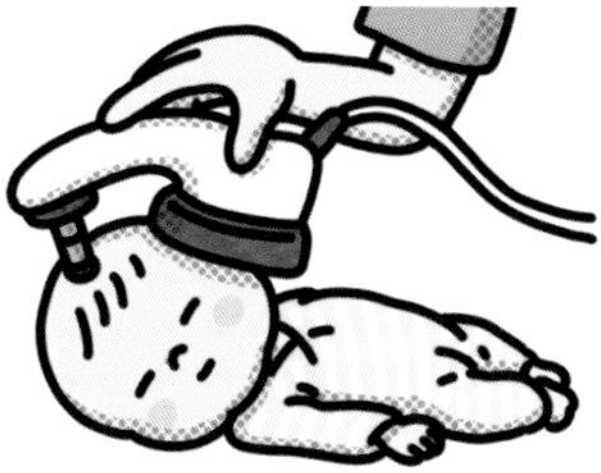

寝た状態で音への反応をモニターで確認し、難聴を引き起こしている障害のある場所を鑑別できる。新生児聴覚スクリーニングに使用され、ほとんどの新生児が産科で検査を受けている。

早期治療と手術

生後6か月ごろまでに治療を行いたい。重症度や原因に応じて補聴器の装用や人工内耳（P126）の埋め込み手術を行う。

治療は言語発達の支援にもなる。

なって難聴が発見されることもあるのです。

例えば**検査の種類によっては内耳より先の神経の障害で起こる難聴**（後迷路性難聴）**や、先天性サイトメガロウイルス感染症という病気を発見できません。**この感染症は難聴のほかに視力障害や発達障害、てんかんなども発症します。ウイルスは妊娠中に感染するもので、ワクチンがなく、治療法も確立されていません。新生児がこの感染症の検査を受けられる体制を作ることが求められています。

先天性難聴を早期発見できれば、現在は医学の進歩によって代償することもできます。補聴器の装用、人工内耳のほか、手話での療育などを早期に開始すれば、言語能力も身につけられます。なにより**新生児聴覚スクリーニングは必ず受けてください。**

難聴の病気 ⑧

外耳・内耳・中耳・脳・精神 病気の種類は多岐にわたる

誰もが危険因子を持っている 難聴を起こす病気はさまざま

加齢に伴って耳は衰えていきますが、**耳鳴りや難聴が起こらない人もいます**。一方で子どもでも耳の病気を患うこともあります。生活習慣や聴覚トレーニングで病気や耳の衰えを予防できることは確かですが、**誰もが危険因子を持っていることも事実**です。くどいかもしれませんが、早期の発見と適切な治療が大事です。そのためにも〝聞こえ〟に関わるさまざまな病気の種類を知っておきましょう。

ドクターCheck!

難聴の原因を知ったのちに心がけたいこと

1. 改善への方針を示す医療機関で治療する。
2. 生活習慣の改善を開始する。
3. 薬の服用は医師の指示を守る。
4. 聴覚トレーニングに取り組む。
5. 改善することを絶対にあきらめない。

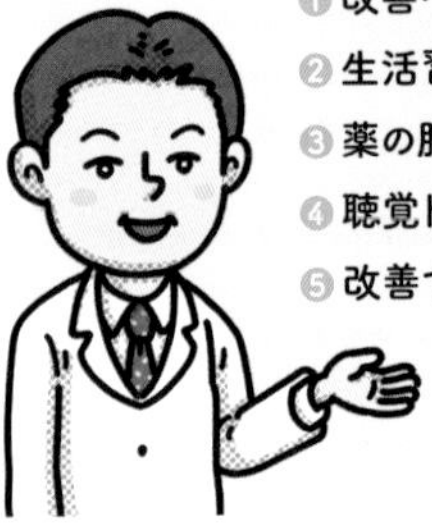

難聴の病気の種類

本書で解説した病気以外でも、
発症することが比較的多い病気を取り上げる。

耳管開放症
耳《じ》管《かん》狭《きょう》窄《さく》症《しょう》

前者は耳管があいたままの状態、後者は狭くなった状態で、ともに耳がつまった感じ、自分の声が大きく聞こえる、耳鳴りの症状がある。背景因子はさまざま。

外リンパ瘻《ろう》

鼻をかむ、飛行機の搭乗などで内耳の急激な気圧の変化によって起こる。外リンパ液が内耳から中耳に流出し、内耳の一部に穴があいて聴覚と平衡感覚に障害が起こる。

耳硬化症

耳小骨の一番奥にあるあぶみ骨の周囲が固着して動きが悪くなり、耳鳴りと難聴が発症する。発症原因はいまだに不明。めまいを伴うこともある。

聴覚情報処理障害（APD）

聞こえているのに聞き取れない状態。騒音の中で聞き取れない傾向がある。聴覚検査では“異常なし”の判定になり、原因は解明されていない。

聴神経腫瘍

聴神経にできる腫瘍は良性だが、蝸《か》牛《ぎゅう》などに存在するさまざまな神経を圧迫し、耳鳴りや難聴、めまいを発症させる。早期発見は検査しかない。

ストマイ難聴

結核などの治療薬のストレプトマイシンが、内耳に障害をもたらして難聴になることがある。めまいも伴う。服用している場合は聴覚検査が必要。

ムンプス難聴

おたふくかぜの原因ウイルスでもあるムンプスウイルスの感染により、片側の耳に急に発症する。15歳以下の発症が多い。ワクチン接種が必須である。

後迷路性難聴

聴神経の変性や脳の障害など、内耳以降の神経の異常によって起こる難聴の総称。神経や脳の障害は自律神経にも影響し、精神疾患を伴うこともある。

聴覚の未来
①

脳の刺激が減っていく
難聴は認知機能の危険因子

脳の本来の力が発揮されなくなる
難聴の治療は認知症予防である

中等度以上の難聴がある高齢者は、
聴力が正常な人に比べて
認知症有病率が
約61%も高い

出所：ジョンズ・ホプキンス大学 ブルームバーグ公衆衛生大学院の研究

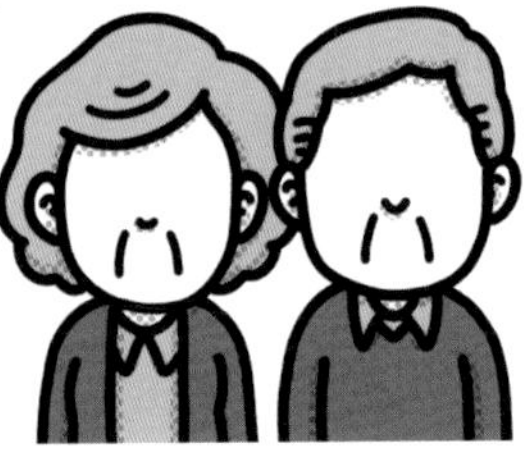

日本人は外国人に比べて「会話する頻度が少ない」といわれている。

加齢性難聴が認知機能の低下にもつながることをお伝えしました。これは加齢によるものだけでなく、ほかの原因で生じる難聴全般にいえることです。実際に認知症の有病率は聴力が正常な人より難聴がある人のほうが高いという研究報告もあります。**耳と脳は寝ている間も働いています**。物音で目が覚めるのはそのためです。私たちは耳から大量の情報を脳に送り続けているのです。それは**音だけでなく、言葉**

難聴は脳の機能低下を招く

要因 1
耳から入ってくる情報量が減る

音だけでなく、言葉の意味や感情などの情報も減り、脳の稼働力が低下する。記憶力や集中力、判断力、注意力の低下につながって認知症リスクが高まる。

要因 2
会話がしにくくなり、脳の刺激が激減

難聴を理由にコミュニケーションの機会を遠ざけてしまう。外出の機会が減ることは、身体的な衰えにもつながり、認知機能の低下を助長させる。

要因 3
高い音が聞こえなくなり脳が停滞する

脳は高い音で活性化する性質がある。高音の音楽を聞くと気分が高揚するのはそのため。逆に脳が停滞すると自律神経のバランスがくずれて悪循環に陥る。

➡ 気持ちが沈むなど精神面にも支障をきたす。

の意味、感情など多彩な情報で、脳はその刺激を受けて活性化します。

しかし、難聴になるとその情報量が減ります。また、耳の不調があると人との関わり合いや外出の機会も減り、情報量の減少を助長させてしまいます。さらに**加齢性難聴は高い音が聞こえにくく、脳を停滞させる性質があります。**心も落ち込みがちになり、認知機能が徐々に低下していくのです。

認知症を予防する観点からも難聴の治療は大切です。また**補聴器の装用によって脳を刺激し続けることも有意義。**認知症は病気などさまざまな要因が複合的に絡んで発症します。補聴器を装用して日常の活動量が増えれば、認知機能低下の予防になるのです。

聴覚の未来 ②

補聴器療法と補聴器を装用した暮らし

脳の機能低下を予防するとともに異常興奮を抑える効果がある

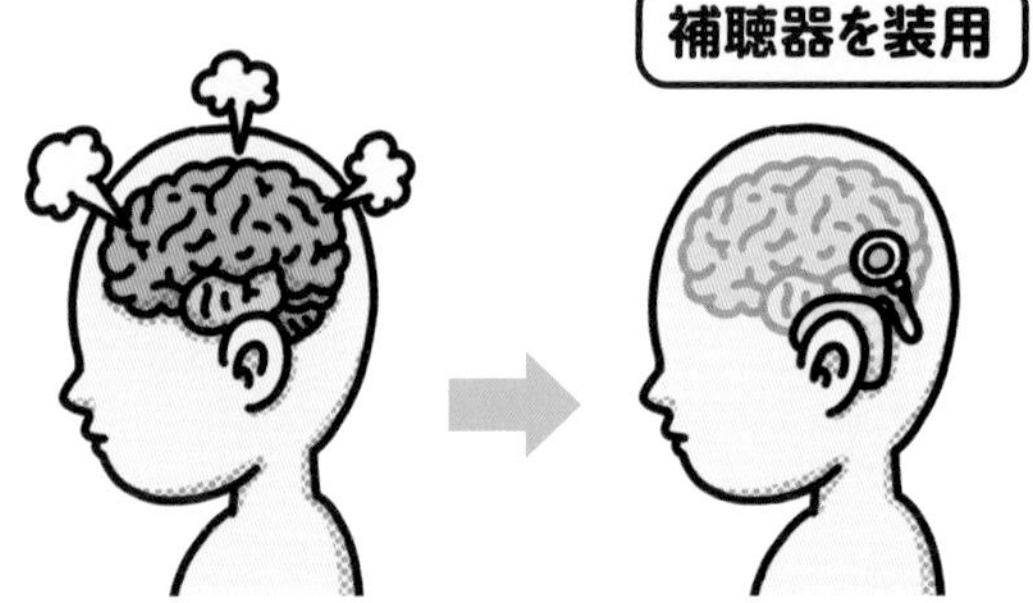

高音域の音を意識して
脳が過剰に働き、
障害が発生している！

補聴器が高音域の音を
脳に伝え、
脳の異常興奮を抑える！

視力が低下するとメガネを装用しますよね。聴力が低下した場合は補聴器が聴覚の助けになります。日本では補聴器に対する理解が海外に比べると低いといわれています。**補聴器によって脳への情報量を増やすことは、認知機能の低下を予防する効果があります。**また、補聴器は脳の異常興奮を抑える効果もあります。例えば脳は高い音が聞こえにくいと、音を聞き取ろうとして過剰に働きます。その異常興奮

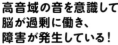

補聴器は2タイプに分かれる

気導補聴器

空気を振動させて音を耳に入れる。音量や音質、ハウリング調整、騒音抑制などを自動で調整するデジタル式が主流。形状はさまざまある。

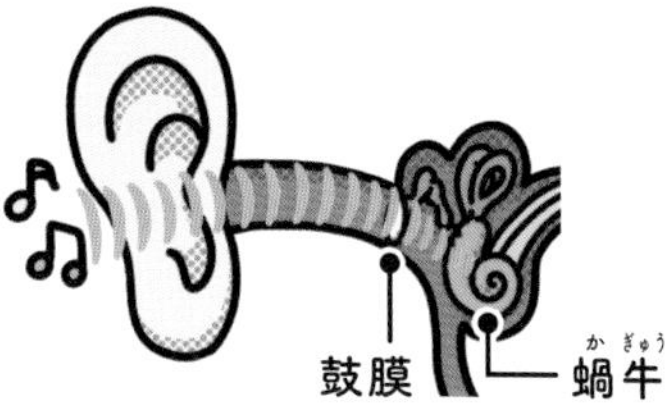

骨伝導補聴器

音の信号が頭蓋骨に伝わり、外耳や中耳を通さずに内耳に伝える。メガネのように耳にかける形状のものが主流。対象になるのは伝音難聴のみ。

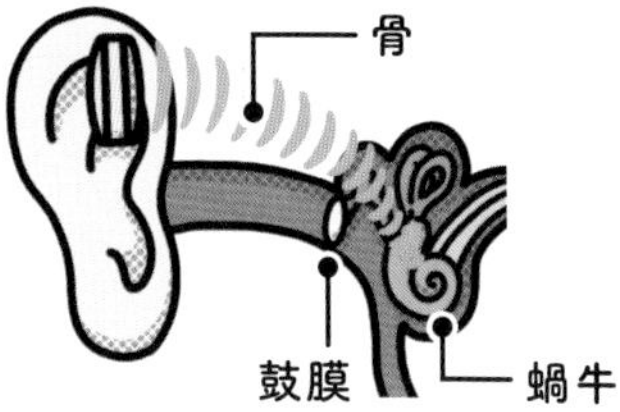

が脳に障害を起こし、それは別の障害を誘発することになります。**難聴の治療効果が芳しくない場合、補聴器を装用することで脳の異常興奮を避けられる**のです。

また、耳鳴りや頭鳴《ずな》りを音で脳に順応させて、意識をそらす「TRT療法（P84）」というものがあります。**難聴のある人の音響療法としてこのTRT療法と「補聴器療法」への関心が高まっています。**補聴器によって高い音を内耳で感知し、脳に適正な情報を伝えられるので耳鳴りが改善されます。

補聴器の種類はさまざま。**空気を振動させて音を耳に入れる「気導補聴器」**に加え、伝音難聴の場合は、鼓膜ではなく**骨を通して音を伝える「骨伝導補聴器」**もあります。

補聴器の種類

アナログ式 内蔵されたマイクに取り込んだ音の増幅、調整を行ってスピーカーから出力する。音質などの調整が難しいが、難聴レベルが低い場合は十分に機能する。

デジタル式 マイクで取り込んだ音をデジタル信号に変えてから音量や音質、ハウリング調整、騒音抑制などを行える。細かな調整がしやすい。

箱型

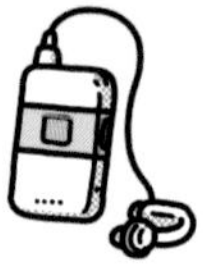

イヤホンと本体がコードでつながれており、本体で音を調整。衣服のこすれる音などでマイクにノイズが入るのがデメリット。ほかと比べて低価格。

耳かけ型

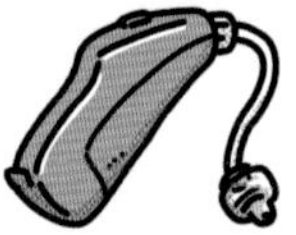

耳の後ろに本体をかけるタイプ。箱型よりコンパクトでノイズも入りにくいが、汗で故障しやすい、メガネと併用しにくいというデメリットもある。

耳穴型

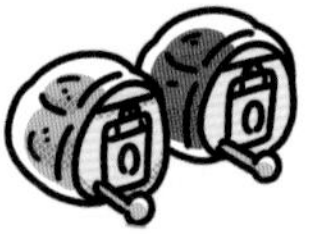

一体となったイヤホンと本体を耳の穴に入れるタイプ。最も目立ちにくいが、汗や耳だれの影響を受け、小型のため操作性に難点がある。

精密で繊細な耳に代わる機器 微妙な調整が求められる

補聴器は医療機器です。医療の発展とともに補聴器の性能も高まっており、難聴レベルに応じて選びやすくもなっています。アナログ式とデジタル式があり、アナログ式のほうが低価格ですが、**細かな調整ができるデジタル式が主流です。形状は箱型、耳かけ型、耳穴型に大きく分かれ、それぞれメリットとデメリットがあります。**音質はメーカーによって違います。これは音楽を聞く際のイヤホンやスピーカーの性能に優劣があるのと同じです。価格も気になるところでしょう。正直大きな差があります。自治体によっては補聴器購入助成（P129）があるので、購入前に確

補聴器の適合と不適合の違い

○ 適合ケースの例

1. 専門家による検査を行っている。
2. 複数のメーカーの中から選定する。
3. 貸出にて一定期間試用し、確認する。
4. 購入前に試聴と調整を繰り返す。

○ 不適合ケースの例

1. 雑音ばかりが聞こえる。
2. 操作が難しい、できない。
3. 頭痛など体調が悪くなる。
4. 自分の声が届いてしまう。

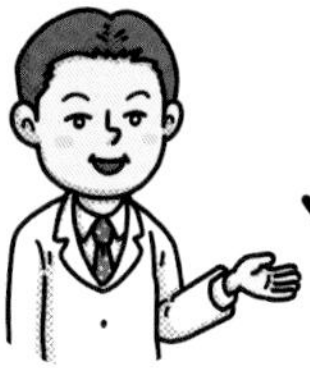

売ることが目的になっている販売業者もいますので注意してください。医療機関の補聴器相談医に相談するのが賢明です。

認しておくことをおすすめします。

ここで気をつけていただきたいことがあります。**購入に際しては耳鼻科などの医療機関で相談すること**。繰り返しになりますが、補聴器は医療機器です。**難聴のレベル、タイプなどによって微妙な調整が必要**になります。医療機関によっては試用期間を設け、適合する補聴器を見つけます。もし、医療機関以外で購入する際は、**認定補聴器技能者**がいる販売店で購入してください。適合していない補聴器を使用することで、聴力低下を招くこともあるからです。

医療業界では難聴者の補聴器の不適合も問題になっています。**精密で繊細な耳に代わる機器なので、専門家の知識を借りること**を大切にしてください。

聴覚の未来③

聴覚を維持する選択のひとつ 人工内耳の手術と術後の生活

聴覚を獲得する最先端医療
適応基準や費用を理解しておこう

補聴器は音を増幅して耳に届ける装置のため、障害のある内耳に取って代わるものではありません。そのため聴力の回復は約束できないのです。こうした状況下、世界で人工内耳の開発が進められ、日本でも人工内耳の有効性が認知されています。**人工内耳は、音の振動を電気信号に変換して聴神経に届けるもので、内耳の働きを補います。**原則1歳以上（体重8kg以上）、両側の重度感音難聴など適応基準があります。

人工内耳の構造

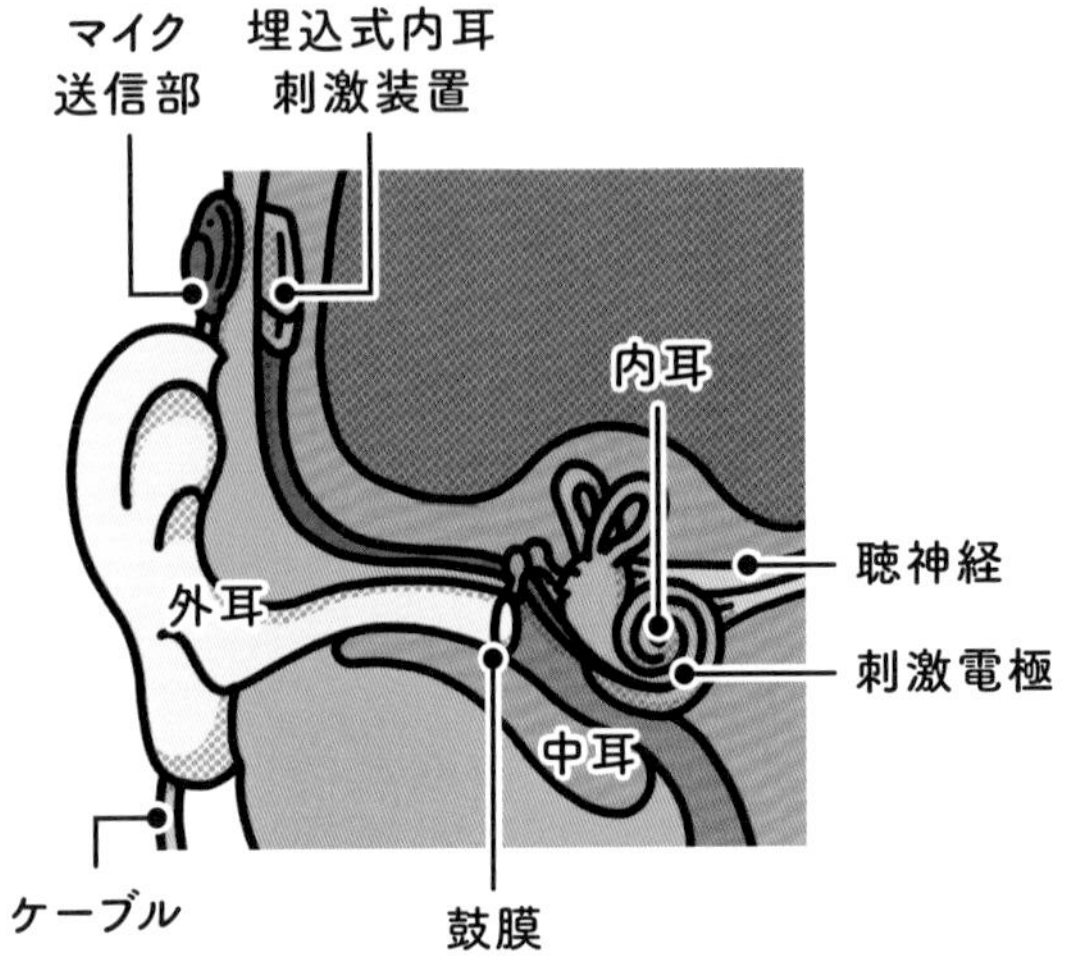
マイク
送信部
埋込式内耳
刺激装置
内耳
聴神経
外耳
刺激電極
中耳
ケーブル
鼓膜

手術と費用、術後について

適応基準	年齢、体重、難聴レベルなど細かな基準がある。
手術費と保険適用	健康保険が適用されるが、入院費や手術費用は高額になる。高額療養費制度や医療費助成制度の対象となるため、自己負担はほとんどない。
手術後	手術直後は頻繁に、安定してきたのちも年に数回マッピングを行う。リハビリも並行する。
耐用年数	メーカーによって違うが、埋め込んだ装置は故障しなければ継続使用。外部装置の充電も必要。

医療機関で説明を受け、理解を深めておくこと！

先天性難聴の子どもにも対応できるのです。

右ページの図を見てください。手術で内耳刺激装置を耳の周辺から内耳の周辺に埋め込みます。外部装置のマイクを通して届いた音が内耳刺激装置でデジタル変換され、蝸牛《かぎゅう》の刺激電極に信号として届くしくみです。**手術後、時間をかけてマッピング（使用する人に合わせて電気レベルを調整）し、リハビリによって〝聞こえ〟を取り戻していきます。**しかし、難聴が治るわけではありません。先天性難聴児など子どもの場合は、言語発達のためのリハビリも行っていきます。

人工内耳の手術には健康保険が適用され、高額療養費制度や医療費助成制度の対象にもなります。また人工内耳には耐用年数もあるので、医療機関で説明を受けてください。

聴覚の未来
④

聴覚障害の診断と治療費の助成制度の活用

社会制度を十分に活用し難聴の改善をあきらめない

身体障害者障害程度等級表

2級	両耳の聴力レベルがそれぞれ100デシベル以上のもの（両耳全ろう）
3級	両耳の聴力レベルが90デシベル以上のもの（耳介に接しなければ大声語を理解し得ないもの）
4級	1 両耳の聴力レベルが80デシベル以上のもの（耳介に接しなければ話声語を理解し得ないもの）
	2 両耳による普通話声の最良の語音明瞭度が50パーセント以下のもの
6級	1 両耳の聴力レベルが70デシベル以上のもの（40センチメートル以上の距離で発声された会話語を理解し得ないもの）
	2 一側耳の聴力レベルが90デシベル以上,他側耳の聴力レベルが50デシベル以上のもの

出所：身体障害者福祉法施行規則別表第5号

日本には身体障害者福祉法という法律があり、障害者の日常生活および社会生活を総合的に支援するさまざまな制度が設けられています。上記の身体障害者障害程度等級表で等級が区分され、**聴覚障害は2級が最も障害の程度が重く、身体障害者手帳が6級以上の障害に交付**されます。障害者を支援するもので助成制度があり、その内容は等級によって変わります。**補聴器購入助成など自治体ごとの**

自治体によって補聴器購入助成がある

○ ある自治体の例

対象

①区内在住で60歳以上
②区が指定する医療機関（補聴器相談医在籍）の医師が補聴器の装用を必要と認める人
③聴覚障害による身体障害者手帳の交付を受けていない人
以上の条件をすべて満たす方

対象機器

管理医療機器としての補聴器本体（片耳1台分）とその付属品
※付属品は電池（最小単位）、充電器およびイヤモールドに限る。

助成金

補聴器購入額（上限137,000円）
ただし、住民税課税の人は補聴器購入額の1/2（上限68,500円）

住民登録している自治体に確認を！

助成内容は各自治体によって違う。変更されることもある。また、自治体の福祉関係の窓口で高額療養費制度や医療費助成制度なども確認しておこう。

制度もあり、障害者手帳の交付対象にならない軽・中等度難聴者を対象にしたものもあります。助成内容や申請方法などは、各自治体に確認してください。

国や自治体での取り組みとは別に医療業界でも聴覚障害者が日常生活に支障をきたさず、また社会復帰を促進するための医療研究が行われています。特に**加齢性難聴などに対して聴覚機能と認知機能の低下の改善をはかる「聴覚リハビリテーション」（P100）に期待するところは大きい**でしょう。認知機能の低下のみならず、脳の機能に働きかけることは〝聞こえ〟をよくし、円滑な言語コミュニケーションにつながります。**重要なのは医療従事者も患者さんもあきらめないこと**。そのために社会制度を十分に活用してください。

耳の不調にまつわる身近な話❹

窓ガラスをツメでキーッ！耳障りな音と耳との関係

「聞きたくない！」という音はいろいろあると思います。窓ガラスや黒板をツメで引っかく音、皿をフォークでこする音は多くの人が不快でしょう。人間が聞き取りやすい音域（周波数）であるため、敏感に反応してしまうのです。これらの音は危険やストレスを感じた猿の鳴き声（危険音）と似ているという研究報告もあるようです。「TRT療法」（P84）は、耳に装用した器具に雑音を流し、耳鳴りから意識をそらす訓練です。このときの雑音と「聞きたくない！」と感じる不快音は別ものです。

ただ音楽や人の声に好みがあるように、人によって音に対する印象には違いがあります。日本人は虫の鳴き声に秋の訪れなどの風情を感じますが、多くの外国人にとっては耳障りな音でしかありません。これは脳が関係しています。音は両耳の内耳から聴神経を介して電気信号として脳幹に届きます。脳幹からは大脳の聴覚野と、大脳辺縁系にある扁桃体《へんとうたい》や海馬《かいば》に届きます。この扁桃体で音が自分にとって「快適なものか不快なものか」の価値判断を行います。この判断は海馬で記憶されます。

「耳障り」の意味は、聞いて気にさわったり、不快に感じたりすること。これは音の種類ではなく、自分の気持ちも関係しているでしょう。

4章

日常の心がけと予防対策

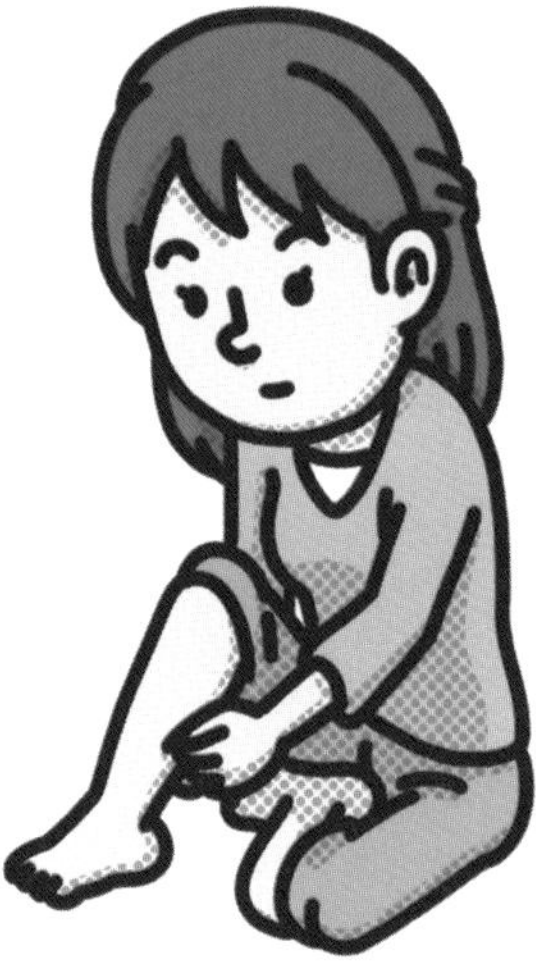

治療中の人や、悪化や進行を抑えようとしている人は、
あきらめないことが大事。
生活習慣の改善、自己節制、
聴覚トレーニングなどのセルフケアを紹介する。

日常の心がけ ①

健康は自分で守る日常生活で心がけること

生活習慣の改善と自己節制も治療 活性酸素の抑制と血流促進が肝

耳鳴りや難聴を予防する10のポイント

1. 絶対禁煙
2. 紫外線を避ける
3. ヘアカラーを控える
4. カフェインの摂取を控える
5. 暴飲暴食を避ける
6. 動脈硬化や血圧をコントロールする
7. 騒音にさらされる環境を避ける
8. 適度に運動をする
9. 生活リズムを整える
10. 服用する薬を整理する

治療は〝医師の患者に対する行為〟だけだと思っていませんか？　セルフケアも治療のひとつです。耳鳴りや難聴の改善には、**一に生活習慣の改善、二に自己節制**。上記のポイントの中にはすでに解説しているものもありますが、重要なのでもう一度お話しします。

喫煙は**老化を進める活性酸素**を増やし、血管を収縮させて血液循環の障害を招きます。紫外線も活性酸素を増やす要因のひとつ。紫

メタボも難聴を引き起こす要因

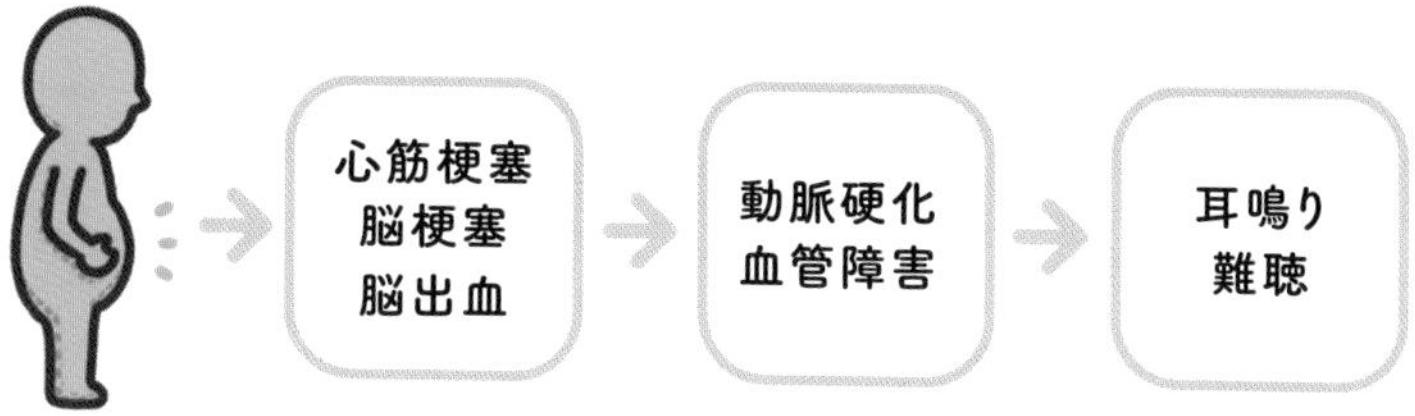

メタボリックシンドローム（内臓脂肪症候群）は、心筋梗塞や脳梗塞、脳出血などの危険因子。血管障害によって血流を阻害するので全身の機能に悪影響が及ぶ。内耳や脳も血流が阻まれると障害が起こり、耳鳴りや難聴を発症させてしまう。

健康管理が耳鳴りや難聴の予防になるように、耳鳴りや難聴の予防が全身の健康促進になる！

外線対策が必要です。毛染め液に含まれる化学物質は前庭小脳に障害を起こし、聴覚だけでなく**平衡感覚機能の異常**ももたらします。カフェインは**内耳を異常興奮**させる作用があります。暴飲暴食も活性酸素を増やします。動脈硬化や高血圧は**血管障害を起こす**ため、内耳にも悪影響が及びます。騒音による音圧は内耳を損傷させます。運動不足も血流障害となる要因のひとつです。**生活リズムを整えることは、自律神経のバランスを整えることになり**、睡眠の質も向上させます。最後に医師と相談して服用している薬を見直してください。薬の種類によっては難聴の要因になったり悪化させたりするものがあります。

　お気づきになりましたか？　これらは**耳に限らず、全身の健康につながる**ことです。

日常の心がけ②

食事は健康管理の中核 抗酸化物質を取り込む

栄養成分を意識しながらストレスをためない食事管理

食べ物に含まれる栄養が薬にもなります。

例えば**内服療法や中耳腔注入療法でビタミンB_{12}を使用する**ことがあります。損傷した神経を修復する働きがあるからです。またビタミンB群には血液を正常にする役割があります。

血流改善には、青魚に多く含まれる脂質の**DHAやEPAも重要**です。

栄養成分で注目したいのが、抗酸化作用のあるものです。ビタミンCやE、亜鉛がそれに

摂取したい栄養素と食材

ビタミンB群
レバー、豚肉、魚介類、大豆、ごま、卵、チーズ

ビタミンC
ブロッコリー、ピーマン、小松菜、イチゴ、ミカン、柿

ビタミンE
カボチャ、アスパラガス、ホウレンソウ、ナッツ類

DHA・EPA
イワシ、サンマ、アジなどの青魚

亜鉛
魚介類、ナッツ類、ごま、牛赤身肉

特に不足しがち!

自律神経のバランスを整える食事

耳鳴りや難聴は腸内環境を整えることも重要！

耳鳴りや難聴は腸とも関係している。腸は「第2の脳」といわれ、神経細胞が集まっているからだ。自律神経のバランスは体温とも連動している。人間には体内時計というものが備わっており、体温は朝起きてから上昇して昼にピークを迎え、夜に向けて下がっていくもの。食事もこれに合わせた内容にする。「時間生物学」に基づいた「時間栄養学」というもので、それは“腸内時計”を整えるともいえる。

起床　人肌の温かさの白湯を1杯飲んで、腸内時計をリセットする。

朝食　ショウガ、シナモン、長ねぎ、もち米など体を温める食材を選ぶ。

昼食　ジャガイモ、大豆、卵など温熱性でも寒涼性でもない食材を選ぶ。

間食　ビタミンやミネラルが豊富なハチミツレモン水は血行促進効果がある。

夕食　ナス、ゴボウ、ダイコン、豆腐、小麦など体を冷やす食材を選ぶ。

あたります。老化を促進させる要因のひとつが活性酸素です。人間にはこれを抑制する酵素が備わっていますが、25歳ごろから消えてしまいます。活性酸素を増やさない生活習慣にすると同時に、抗酸化作用のある食べ物の摂取で抑制することも大切なのです。

耳鳴りや難聴の進行の抑制や予防には食事管理が必要ですが、徹底しすぎることでストレスになることは避けましょう。ストレスは耳鳴りや難聴の背景因子です。ただ、**朝食はとるようにしてください**。摂食リズムを整え、人間の活動に欠かせない副腎皮質ホルモンの分泌を促すことができるからです。さらにすべての食事において**よくかむことも忘れないように**。かむことは食べすぎの防止と、脳の神経細胞の活性化につながるからです。

日常の心がけ
③

血栓の生成を防ぐために水分をこまめに補給する

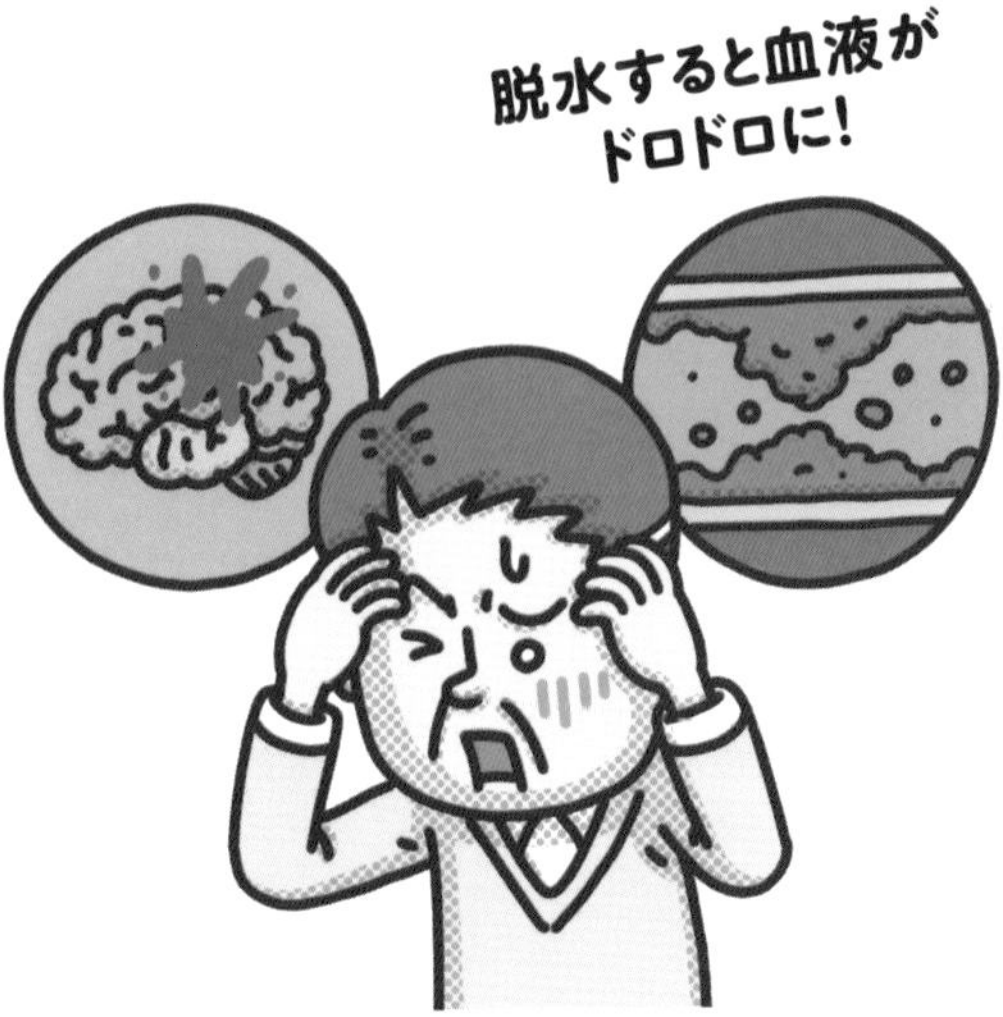

起床時、運動や入浴前後、就寝前は必ず水分補給をするように!

音は耳介から入り、外耳、中耳、内耳、聴神経、脳という経路で認知されます。この過程のどこかで血流障害が起きると、耳鳴りや難聴を引き起こしてしまいます。**血流障害の要因となるひとつが、血栓**（血液のかたまり）です。体内の水分量が減少すると、血液の粘りが増して血栓となり、血栓ができる場所によってさまざまな病気を引き起こします。耳に限らず、血栓は健康の大敵なのです。

水分補給のポイント

ポイント
① 1回につきコップ1～2杯の量
一度に大量に飲む必要はなく、こまめに補給するほうが重要。ゆっくり飲むと体への吸収率が高まる。

ポイント
② 朝は温かい、昼は常温、就寝前は冷たいもの
体温の上昇と下降に合わせて飲み物の温度も調整する。自律神経のバランスを整えることにつながる。

ポイント
③ 運動と入浴前後、就寝前は必ず補給
運動や入浴時は、体内の水分が失われるので補うことが必要。就寝前は睡眠中に血栓ができるのを防ぐ目的がある。

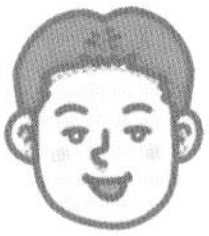

食生活でミネラルの摂取量が不足している人が多い。ミネラルが豊富な海洋深層水がおすすめ。また、マグネシウム入りのお風呂も有効です。

血栓ができるのを防ぐには、こまめな水分補給が有効です。起床したら人肌の温かさの白湯を1杯飲んで、腸内時計をリセットすることをお伝えしましたが、これは血栓を防ぐことにもなります。**日中ものどが渇く前に水分補給をし、運動前後、入浴前後、就寝前は必ず補給するように。**特に就寝前は睡眠中に血栓が生成されるのを防ぐことにつながります。また、「自律神経のバランスを整える食事」（P135）と連動し、水分も**朝は体を温める温度、昼は常温（平性）、夜は体を冷やす温度**にするとよいでしょう。

なおアルコールは脳幹や小脳を麻痺させる作用があるので、飲酒はほどほどに。カフェインは中枢神経を興奮させるので、耳鳴りや難聴がある場合は控えましょう。

日常の心がけ
④

血液循環を改善し代謝をよくする有酸素運動

血液量を増やして健康を維持し心臓の機能低下や老化を抑制

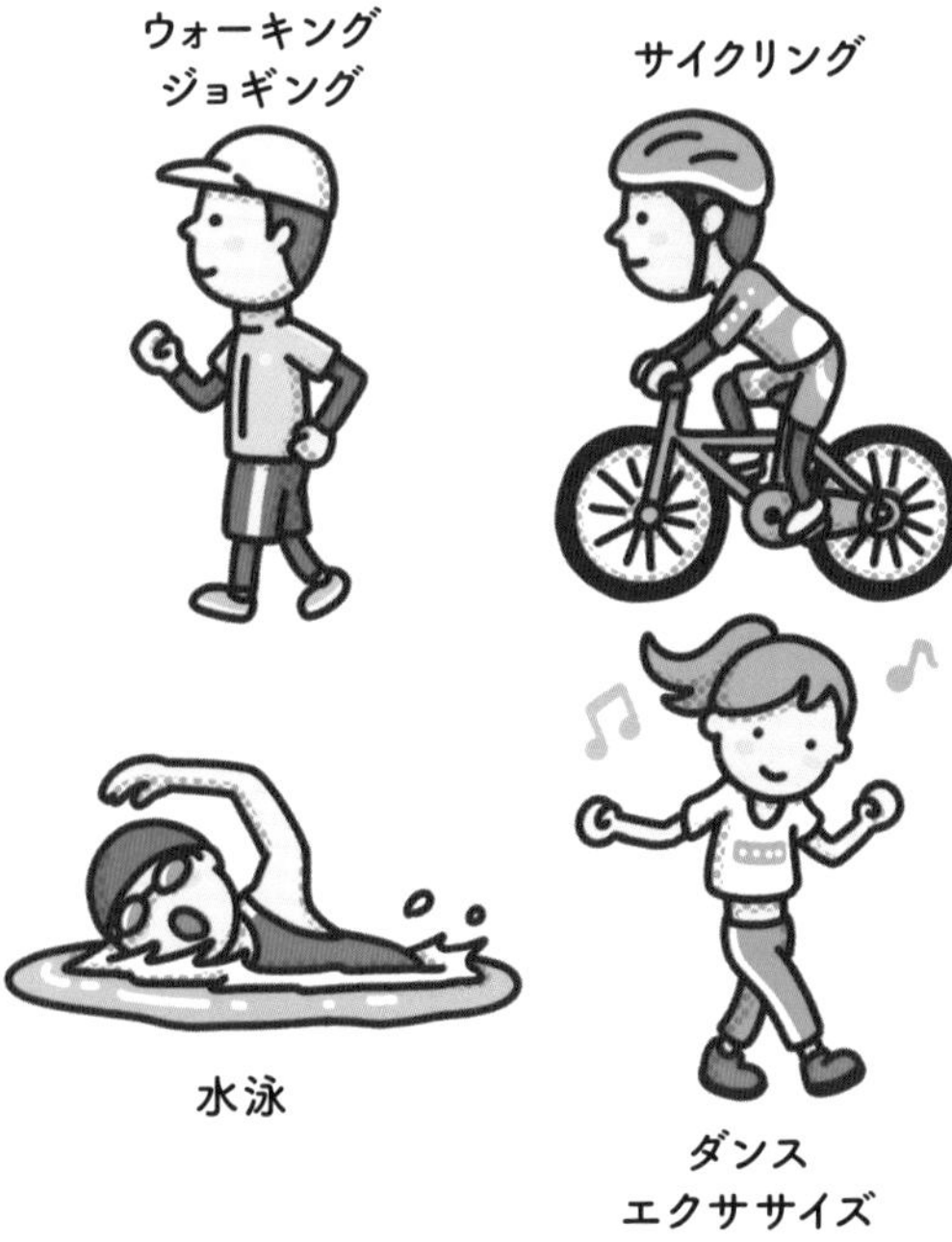
ウォーキング
ジョギング
サイクリング
水泳
ダンス
エクササイズ

適度な運動の健康効果は十分にわかっていると思いますが、大切なことなのでお話しします。その効果は、**基礎代謝や免疫力を高める、脂肪を燃焼させる、筋肉や関節をほぐす、血液循環をよくする**など多岐にわたります。基礎代謝は体のあらゆる器官、組織に深く関与しており、耳や脳においても肝心です。免疫力は低下するとヘルペスウイルスを再活性化させることになります。内臓脂肪の蓄積によるメタボ

ウォーキングの健康効果

心臓の働きを高める	息がはずむことで心臓が血液を求め、血液量が増えて循環機能も高まる。
血中の善玉を増やす	有酸素運動には、血液中の中性脂肪やコレステロールを善玉に変える作用がある。
自律神経のバランスを整える	朝の活動で交感神経を優位にすることで、日中から夜にかけて副交感神経が優位になる曲線を描ける。
質のよい睡眠を促す	朝に日光を浴びることでセロトニンが分泌され、夜に睡眠を促すメラトニンの生成につながる。
ストレス解消になる	外の景色を見ながら動くことで気分が爽快になる。また周囲の音を聞くことで脳がほどよく刺激される。

や、筋肉や関節のこり固まりは血流を阻害します。運動による恩恵は絶大といえるでしょう。

特に**全身の血液量を増やすことは、耳鳴りや難聴の改善と予防に欠かせません。**ウォーキングを例にすると、息が少しはずんでくると体が血液を求めます。また、**血液中の中性脂肪やコレステロール値を低下させる効果も**あります。足先から血液を戻して頭まで血液を送るという重力に逆らった心臓の働きは、加齢によって低下していきますが、運動によって抑制できます。さらに**朝のウォーキングは自律神経の交感神経を優位にすることで、夜に副交感神経が優位になるようなバランス調整に有効**なのです。外出しての運動は**ストレス発散にもなり、また周囲の音に耳を傾ければ脳をほどよく刺激することにもなります。**

日常の心がけ⑤

30分に一度立ち上がるだけの耳スクワット

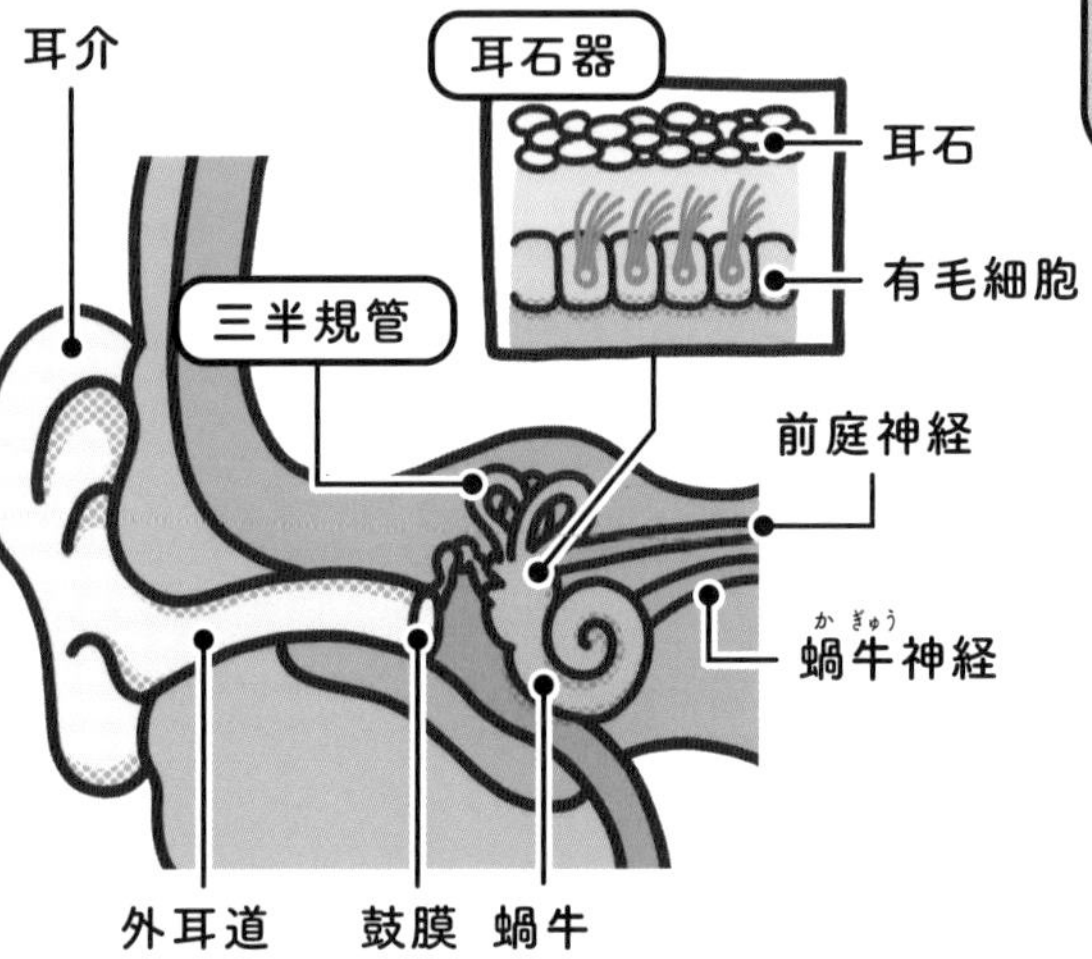
耳介
耳石器
耳石
有毛細胞
三半規管
前庭神経
蝸《か》牛《ぎゅう》神経
外耳道
鼓膜
蝸牛

耳石を刺激すると有毛細胞が活性化する

音を電気信号に変換する有毛細胞は、減少し、損傷すると再生しない性質があります。**予防するには細胞を活性化させること。体を傾けたり、水平垂直方向の動きが加わったりすると、耳石にズレが生じて有毛細胞に伝わります。**これが有毛細胞への刺激になるのです。耳鳴りや難聴の予防はもちろん、有毛細胞の活性化は老化抑制にもなります。方法は簡単です。イスから立ち上がるだけです。

耳石と有毛細胞は方向感覚の役割もある

耳石がズレると有毛細胞の向きが変わる。これによって頭がどこを向いていて、どう動いているかを感じ取れる。

耳スクワットのやり方

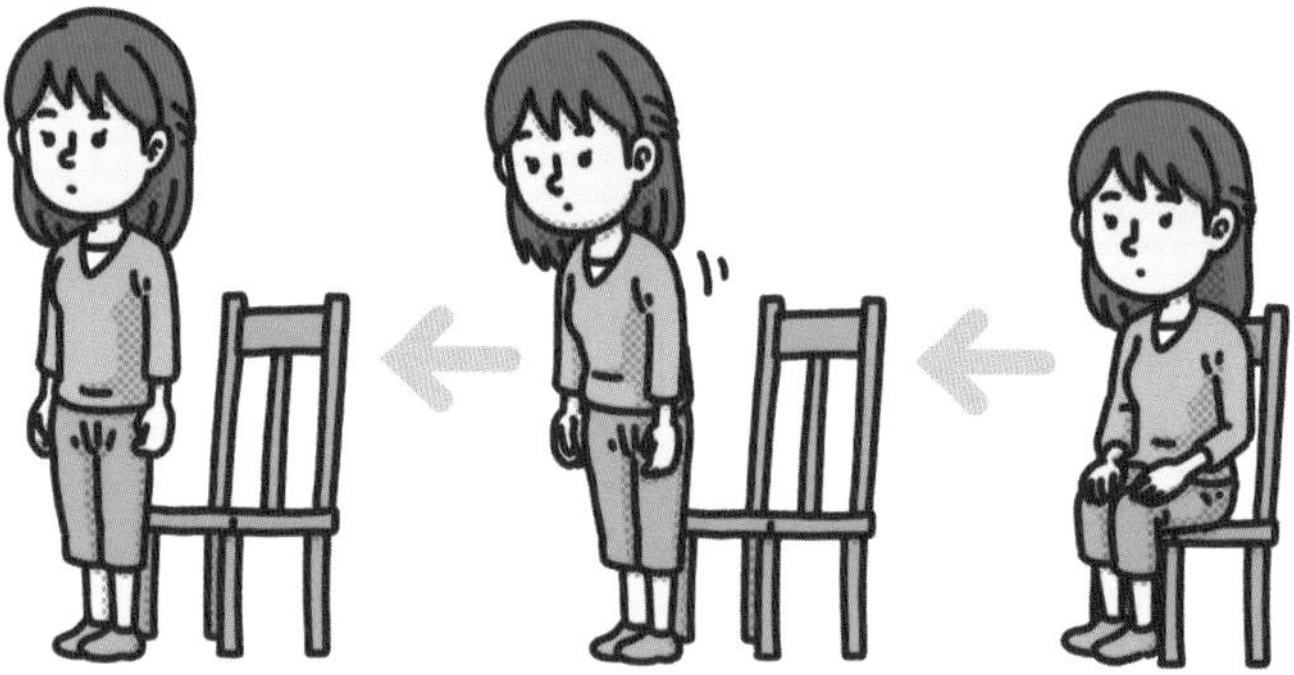

イスに座りっぱなしだと耳石が動かず、有毛細胞の衰えにつながる。30分に1回は立ち上がるようにする。

立ち上がるときに頭が前方に傾く。これが耳石を動かして有毛細胞を刺激していることになる。

立ち上がるとき、つま先を立てたり、肩を回したりして、全身の血流を促すとよい。

全身の筋肉のこわばりもほぐれ、疲労予防にもなる。

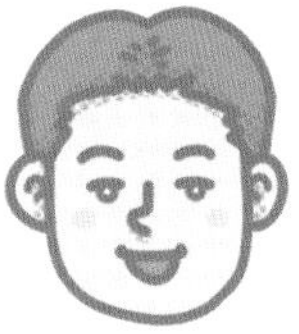

NASA（アメリカ航空宇宙局）でも宇宙飛行士に推奨している運動だといわれています。

日常の心がけ⑥

自分で手軽にできる耳&ふくらはぎマッサージ

耳と脳の障害を防ぐには血流を促すことを習慣に!

一日に何度行ってもOK!

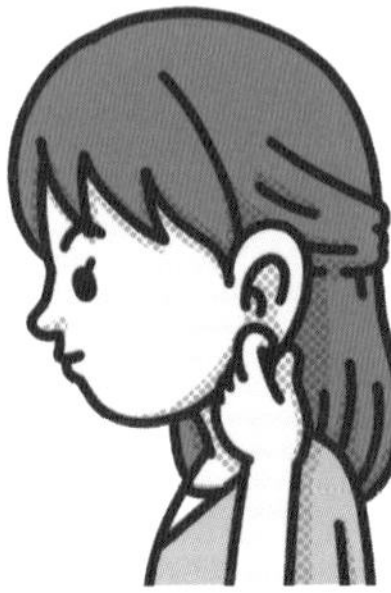

右手で右耳、左手で左耳をマッサージする。図のように人差し指と親指で耳介を持ち、上下に動かす。

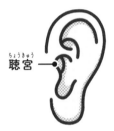

聴宮というツボに人差し指を当て、心地いいと感じるくらいの強さで30秒ほど押す。強く押しすぎないこと。

外耳、中耳、内耳、神経、脳ともに血流障害があると異常をきたし、耳鳴りや難聴を引き起こします。また、リンパ液の循環が停滞し、蝸《か》牛《ぎゅう》や三半規管がむくむ原因にもなります。体のマッサージは血流を促進します。特に**ふくらはぎは、心臓から送り出された血液を心臓へ戻す役割を担う、血流促進に有効な部分**です。耳やその周辺の部分をマッサージすることでも耳鳴りなどの症状が緩和されます。

夜間のトイレ前にもふくらはぎマッサージを！

睡眠中の血栓を防ぐためには就寝前の水分補給が重要だが、これにふくらはぎマッサージも組み合わせよう。また夜間にトイレにいく前にも１～２分マッサージし、静脈の滞りを解消するとよい。

ふくらはぎマッサージのやり方

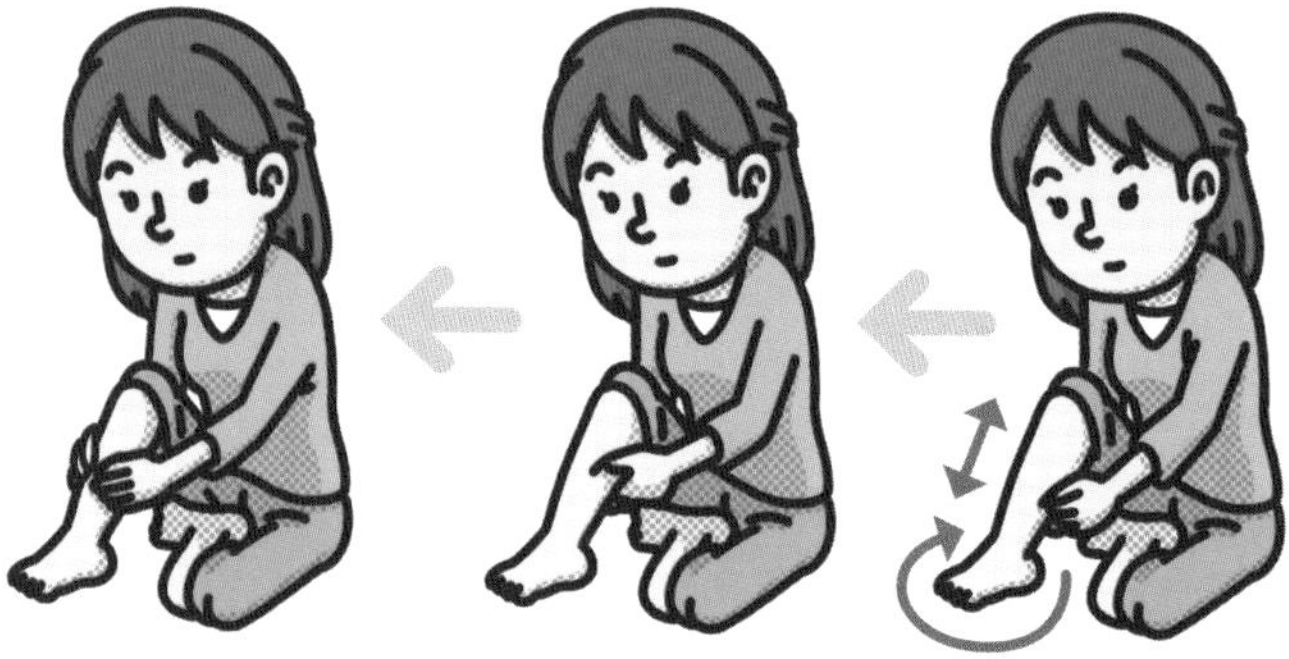

準備運動をする。ひざの曲げ伸ばしを左右5回ずつ、足首を5回転させる。立ち姿勢で行ってもよい。

ふくらはぎの内側をアキレス腱からひざ裏に向かってもみほぐしていく。3分が目安。

同様にふくらはぎの外側ももみほぐしていく。反対の足も同様に行う。

就寝の１時間前に行うことで快眠にもつながる。

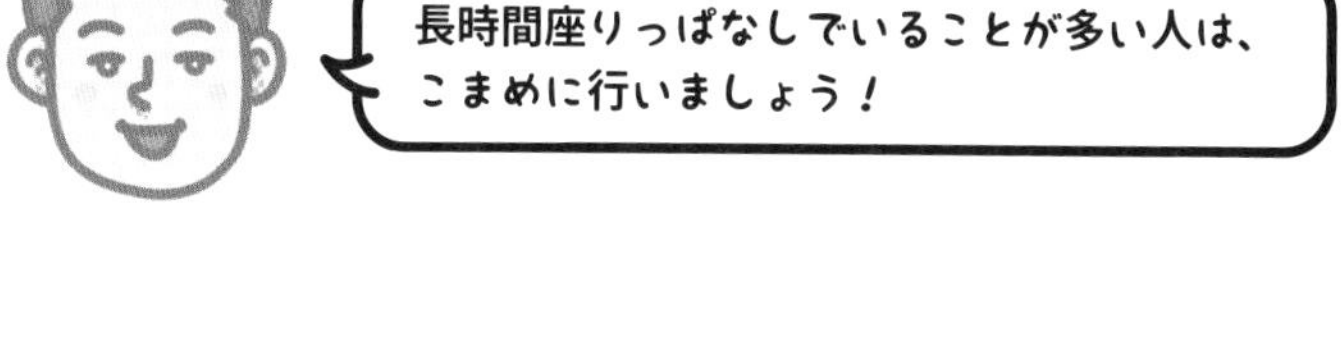
長時間座りっぱなしでいることが多い人は、こまめに行いましょう！

日常の心がけ ⑦

内耳や脳への血液量を増やし睡眠の質を高める

自律神経のバランスを整えることが規則正しい生活と健康を導く

耳鳴りが気になって眠れず、睡眠不足が耳鳴りや難聴をさらに進行させてしまう負のスパイラルを断ち切るには、生活習慣の改善しかありません。状況によっては睡眠薬を処方することもありますが、これは直面している問題に対処するだけのものです。根本的な改善をしなければ、同じ状況を繰り返すことになります。ただ、規則正しい生活リズムがなかなか作れない人もいるでしょう。

快眠をもたらす日常生活のポイント

朝日を浴びる	セロトニンという神経伝達物質が分泌されることで、交感神経を優位に。セロトニンは睡眠を促すメラトニンの生成にも使われる。
こまめな水分補給	血流のよい状態を保ち、就寝前の水分補給により発汗することで深部体温が下がる。寝つきがよくなる。
半身浴でリラックス	ストレスを解消し、疲れが癒やされると同時に副交感神経を優位にさせる効果がある。気分が落ち着き、眠りを促す。
ブルーライトカット	スマホやパソコンなどから発せられるブルーライトは交感神経を刺激する作用がある。就寝前は使用を避ける。

自律神経のバランスと体温の関係

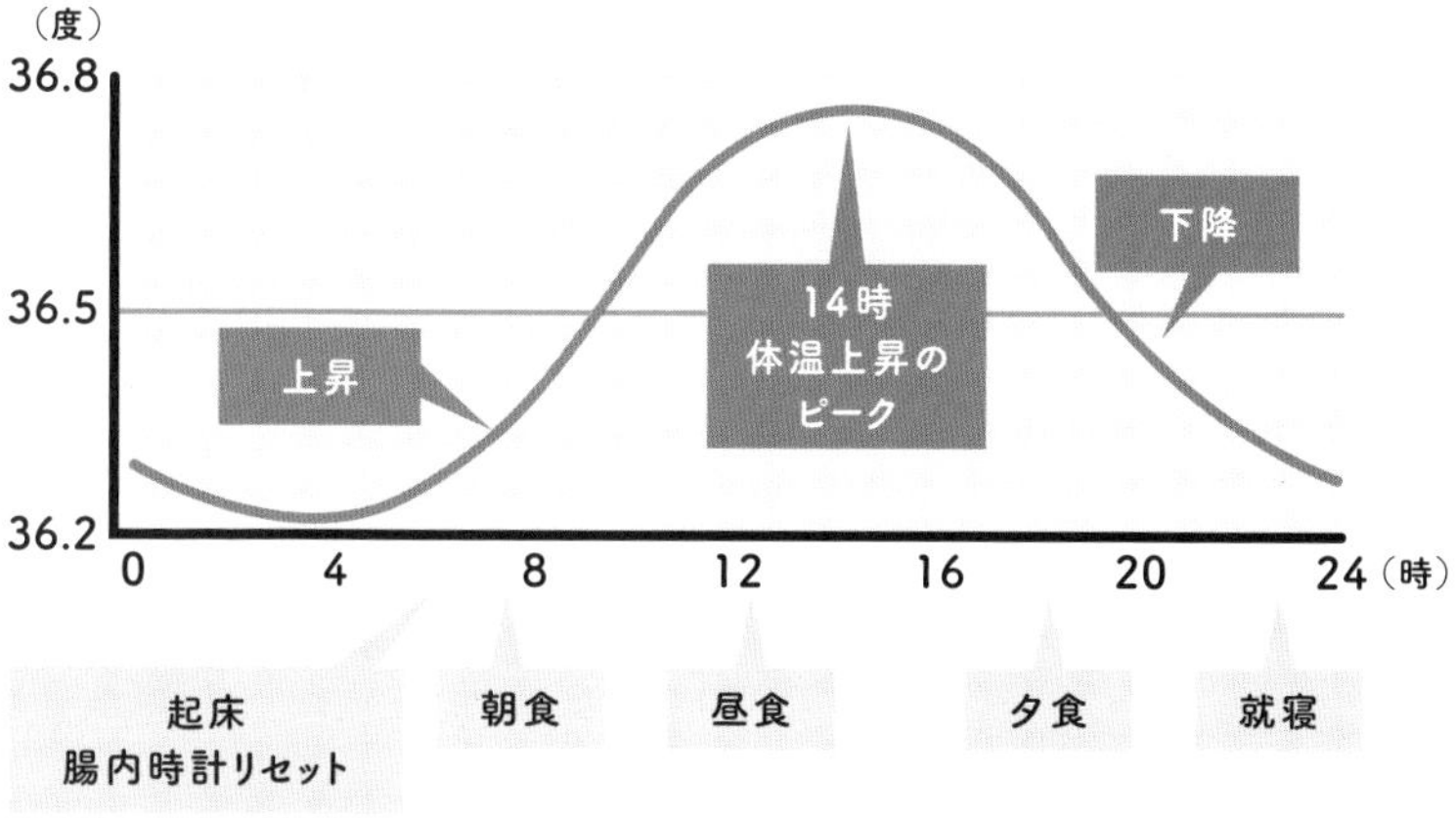
（度）
36.8
36.5
36.2
0
4
8
12
16
20
24（時）
上昇
14時
体温上昇の
ピーク
下降
起床
腸内時計リセット
朝食
昼食
夕食
就寝

就寝前に体温が下がって副交感神経が優位になっていると、眠りに入りやすい。

自律神経のバランスを整えれば、自然に起床から就寝までのリズムを作れます。自律神経には活動モードの交感神経と、休息モードの副交感神経があります。起床してからお昼にかけて交感神経が優位になっていき、午後から就寝時にかけて副交感神経が優位になっていくバランスが求められます。**副交感神経は血管を拡張させる働きをするので、内耳や脳への血液量が低下します。**これにより快眠が導かれるのです。また、**自律神経のバランスは体温とも連動**しており、食事（P134）や水分補給（P136）によっても体温のバランスを整えることができます。

交感神経を興奮させるストレスや疲労を取り除くこと、ブルーライトの刺激を避けることも重要です。

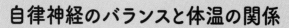

予防対策①

毎日の継続が効果をもたらす聴覚トレーニング

聴覚と脳の両方に働きかけて〝聞こえ〟を明瞭化する

加齢性難聴のように内耳の障害が脳に影響を及ぼし、認知機能の低下を招くことがあります。これを解消する方法のひとつが聴覚トレーニング。補聴器療法（Ｐ１２２）や聴覚リハビリテーション（Ｐ１００）など、医療専門者の指導のもとで行うものとは別に自身で行える方法もあります。**これは耳鳴りや難聴の進行を抑制するだけでなく、予防効果が高いため、〝聞こえ〟に問題ない人も取り組んでもらいたいです。**

ドクターCheck!

トレーニングをする前に注意すること

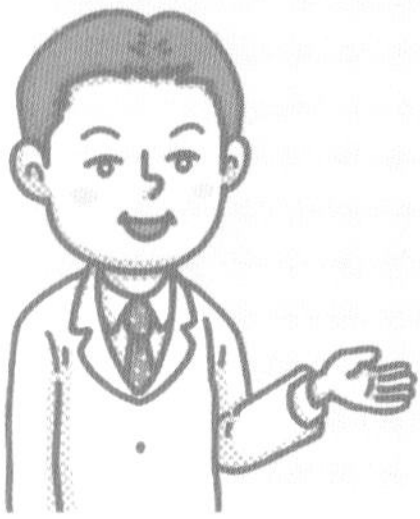

❶イヤホンやヘッドホンを使用する場合は、音量を調整する（大きくならないように）。

❷イヤホンやヘッドホンを使用しない場合は、音の発信源が両耳の真ん中になるようにする。

❸耳鳴り、難聴、めまいの症状をはじめ、体調が悪いときは行わないこと。

❹補聴器を装用している人は、装用したまま行うこと。

聴覚トレーニングの効果

トレーニングを集中して継続することで

伝達力や感知力、認知力が高まる

脳の処理能力が高まる

→ **"聞こえ"の明瞭度が高まる!**

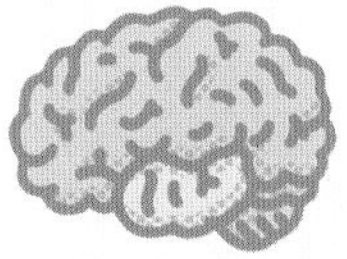

脳の活性化は認知症予防になる

脳が異常反応すれば障害が起こり、停滞していれば機能が低下していく。認知機能の低下もそのひとつ。聴覚トレーニングは脳が正常に反応し、活発に働く効果を生む。

聴覚トレーニングは**"聞こえ"を明瞭化する効果があります**。当院でも専用の音源をCDにして患者さんにトレーニングしてもらうことがありますが、専用のCDがなくても行えます。トレーニングは大きく2種類に分けられます。ひとつ目は**聴覚や脳を音源によって刺激する**もの。それぞれの機能を活性化させることで音や声を聞き取りやすくします。もうひとつは**聴覚と脳幹、聴覚野、言語野を同時に働かせて脳の処理能力を高めていく**ものです。音や声を認知したのちに思考力を加えるといえばわかりやすいでしょうか。これが認知機能の低下を抑制することにもなります。

トレーニングは継続と集中力で結果が変わります。"トレーニングを楽しむ"という気持ちで実践するとよいでしょう。

予防対策
②

自分が好きな音楽で音の意識を変えるトレーニング

音への集中力を高めることで聴覚と脳が研ぎ澄まされる

日常生活でひとつの音を集中して聞くということは意外にないものです。自分がリラックスできる楽曲を準備したら、**楽器の音に集中**してください。その**音が頭の中を動き、音の動きを捉えていくと、これまでにない感覚を得られる**はずです。これが聴覚や脳を刺激し、本来持っている機能を目覚めさせることになるのです。**10日間ほどの継続で〝聞こえ〟の〝明瞭度〟の変化を感じられる**でしょう。

トレーニングのやり方

①楽曲選び

ピアノやハープなど音色の美しい楽器演奏の曲。クラシックなどリラックスできる音源がよい。

②音を意識する

耳を澄まして動き回る音をしっかり聞く。聞こえにくくても聞くように努め、音の流れを意識する。

③音の方向を捉える

楽器の音を頭の中で右回りに1周、左回りに1周させ、音が頭の中でどの部分を移動しているかを意識する。

④音を立体的に捉える

さまざまな音の〝動き・速さ・広がり〟を耳で追いながら聞く。目を閉じて楽曲からイメージをふくらませるとよい。

脳幹の機能の衰えを抑制する

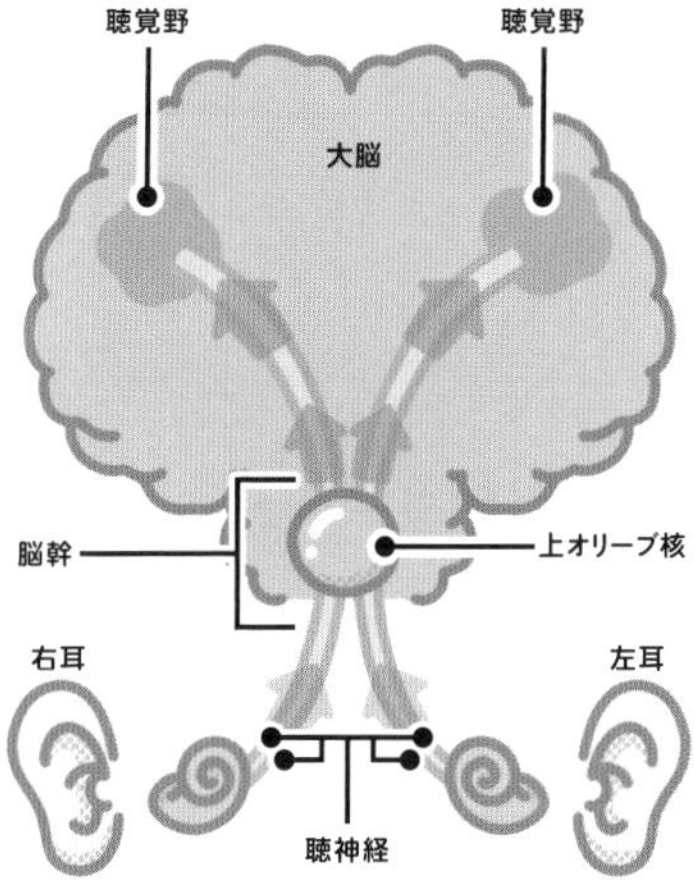

情報の伝達力が高まる

左右の耳からそれぞれ同側と反対側の2方向に聴神経が出ており、脳幹の上オリーブ核という場所で交差し、右脳と左脳の両方の聴覚野につながっている。また脳幹には大脳に血液を送る血管が通っており、大脳と身体各所の情報連絡路である脊髄ともつながっている。まさに情報伝達の玄関口である。

脳幹の機能状況をチェックしよう！

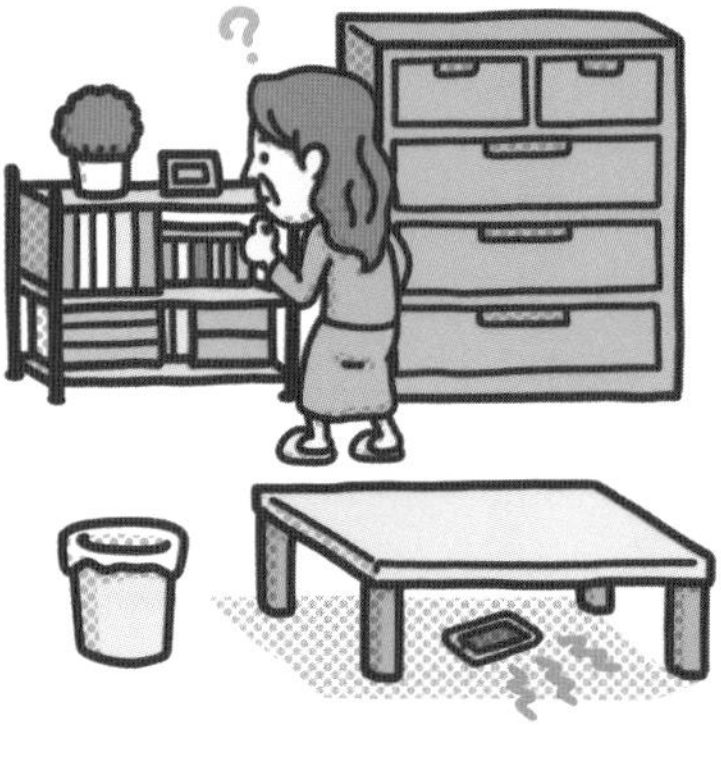

やり方

❶誰かに携帯電話を部屋のどこかに隠してもらう。

❷電話をかけてもらう。

❸着信音を頼りに携帯電話を探す。

着信音が鳴ってすぐに携帯電話の場所がわかれば、脳幹の機能は正常に働いている。探し回るようなことになれば、機能が低下している可能性が高い。音の方向感覚も脳幹の働きによるものである。

予防対策③

言葉に集中する朗読聞き取りトレーニング

聞きたい音を選ぶことができれば聞きたくない音を省ける

音を意識することで、聴覚と脳の活性が変わってきます。それには、**雑音の中でも〝聞きたい音〟を選べる能力を身につけること**です。当院が使用している音源は、雑音の中で行っている朗読を収録しています。一般的な朗読の音源でもイヤホンやヘッドホンを装用せずに、生活音などの雑音の中で聞いてトレーニングするとよいでしょう。**朗読の内容や発音に集中することで、脳の働きが高まります。**

トレーニングのやり方

①朗読されているものを準備

朗読の音源を準備する。朗読のCDやアプリ、インターネットの朗読サービスなどを活用するとよい。

②朗読内容を理解する

雑音を気にせずに言葉に意識を集中させ、朗読の内容を理解する。

③朗読内容を復唱する

音源を停止して聞いた内容を復唱する。大きく口を開いてしっかり声を出すことを心がける。

④メリハリをつけて復唱する

もう一度朗読を聞く。発せられている言葉のアクセントに注意して聞き、同じような発音で復唱する。

朗読の音源の準備方法

朗読アプリ

物語を読み上げる専用のアプリが多数ある。また、音声化された書籍も増えている。

CD や DVD

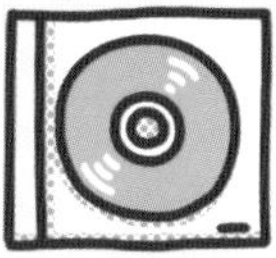

朗読を収録したCD やDVD も活用できる。好きな物語を選んで楽しむのもよい。

テレビやラジオ

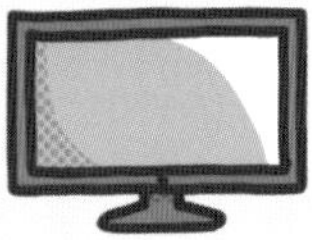

朗読番組が放送されていることもある。テレビの場合は目を閉じて耳を澄まそう。

聞くだけでなく、復唱することで脳がより活性化する！

脳をリラックスさせる

2周半の渦巻き状になっている蝸《か》牛《ぎゅう》では、振動が伝わってくると高い音、中間の音、低い音の順に扱われる。低音の音源は心を落ち着かせる。

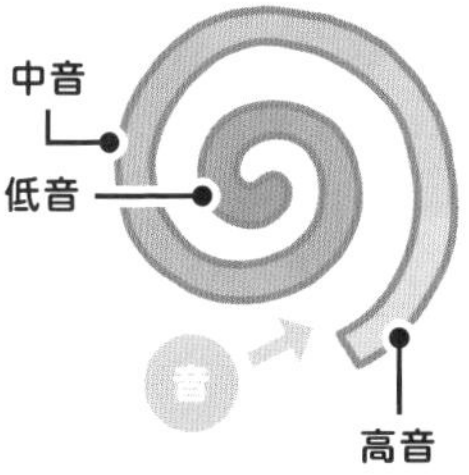

懐かしい曲で心が落ち着く

自分が好きだった曲は、音の高低の観点とは別に心を落ち着かせる効果がある。当時のことを思い浮かべながら聞き、脳をリラックスさせよう。

認知症予防にもなるといわれている！

予防対策④

字幕を見ずに聞き取るテレビトレーニング

聴覚と脳への意識の高まりをリラックス状態でも実現させる

テレビのニュース番組のアナウンサーは〝伝わる話し方〟のスペシャリストで、聴覚トレーニングに最適な音です。画面に字幕が出ないように設定し、**アナウンサーの声に聴覚を働かせ**るようにします。そして**目を開いたままでも閉じたときと同じように、リラックスして聞ける状態になることを目指します**。映像から話す内容を推測すれば、認知機能を高めることにもつながります。録画しての活用法もあります。

トレーニングのやり方

①ニュース番組を見る

テレビのニュース番組を活用する。ニュースの読み上げが中心の番組を選ぶとよい。

②字幕設定をオフにする

視覚からの情報を遮断するために字幕設定をオフにする。

③脳で聞くことを意識する

最初は目を閉じてアナウンサーの言葉に集中する。慣れてきたら目を開き、リラックスした状態で聞けるようにする。

④映像を見ながら話を推測

映像を見て話の内容を推測し、脳の活用域を広げていく。①～④を15分ほど行う。

速聴で脳の処理能力を高める

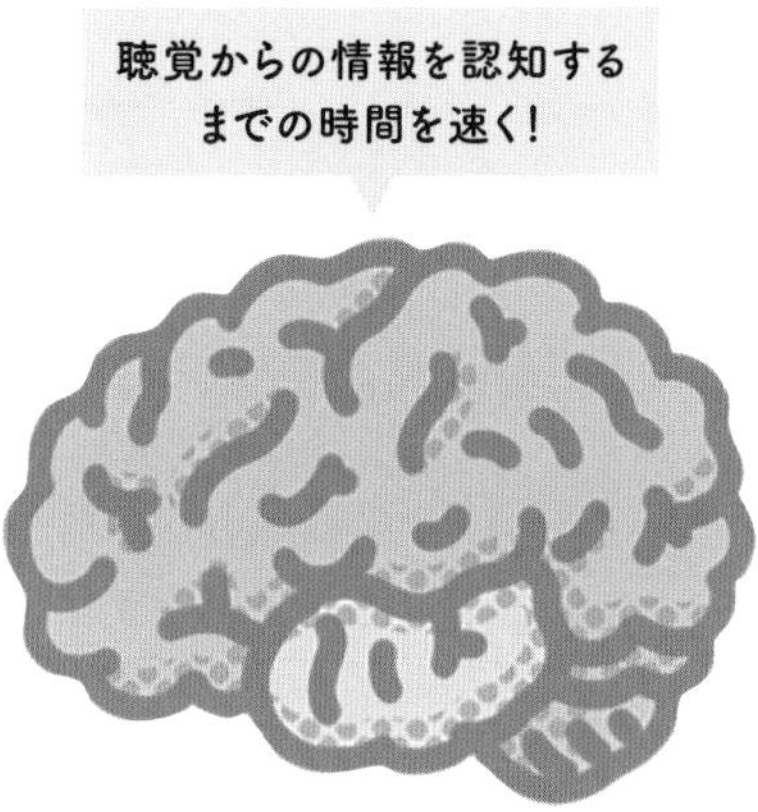
聴覚からの情報を認知する
までの時間を速く！

インターチェンジ効果とは

高速道路の走行後に一般道路を走行すると、速度数値よりもゆっくり感じられる。これは脳の錯覚でもある。速聴ではこの効果を利用し、朗読やテレビ番組を倍速で聞いたあとに、通常の速度で聞くと、ゆっくりと感じられ内容を理解しやすくなる。これは脳の処理能力が高まったともいえる。

テレビ番組を録画してトレーニング

録画した動画は、再生速度を調整できる。ニュース番組を録画し、テレビトレーニングに速聴のメニューを取り入れよう。

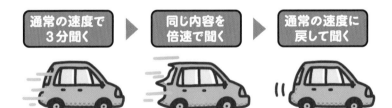

通常の速度で3分聞く ▶ 同じ内容を倍速で聞く ▶ 通常の速度に戻して聞く

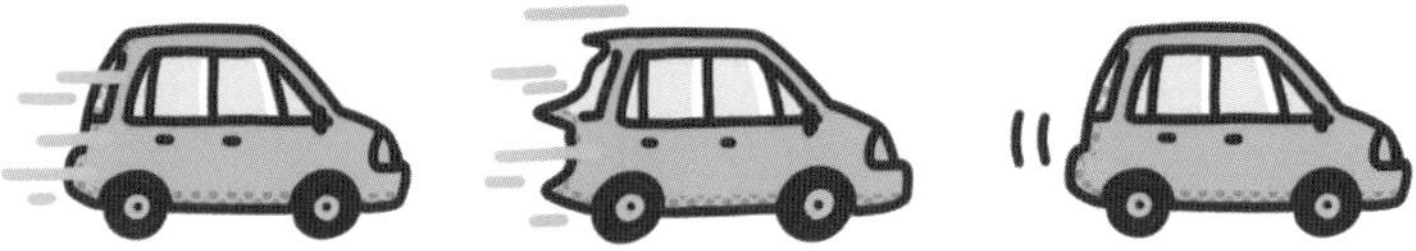

脳の本来の能力が引きだされることで“聞こえ”が明瞭化する！

予防対策⑤

外出先でできる騒音のある場所での会話トレーニング

〝聞こえ〟の明瞭度が高まったら日常生活でのトレーニングを！

耳鳴りや難聴によって外出や人との接触を控えがちになるのは、症状の改善や、進行や発症を予防するのに逆効果です。**聴覚と脳をほどよく刺激するには、社会や人との交流が役立ちます。**聴覚トレーニングで〝聞こえ〟の明瞭度が高まったら、外出して周囲にさまざまな音がある中でのトレーニングを行います。**「カクテルパーティ効果」**というものにより**〝聞きたいものを選んで聞く能力〟**が養われます。

トレーニングのやり方

①飲食店や商店街で会話する

家族や友人などと出かけ、周囲の音が気になるくらいの騒々しい場所で会話する。

②会話に耳を傾ける

雑音がある中で、相手の声に耳を傾け、言葉を聞き取る。

③自分も積極的に話す

声が大きくならないように話しかける。静かな場所で行う会話と同様にする。

聞き取りにくい場合は……

一緒にいる相手には事前に聞き取りにくいことを伝えておくとよい。理解されればトレーニングしやすい。

ひとりでできる外出トレーニング

カクテルパーティ効果とは

多くの音がある中で、自分が求める情報（音や声）を無意識に選べる脳の働きのこと。これは"聞きたくない音"を意識せずにすむことにもなる。

散歩しながら耳を傾けよう！

人の声や自動車などの騒音の中で、鳥の鳴き声、風や雨の音を感じ取れるだろうか。また歩く自分の足音にも耳を傾けるとよい。騒々しい中で小さな音を聞くことができるようになる。

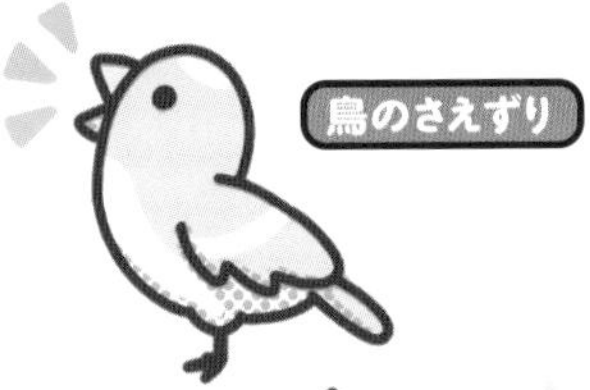
鳥のさえずり

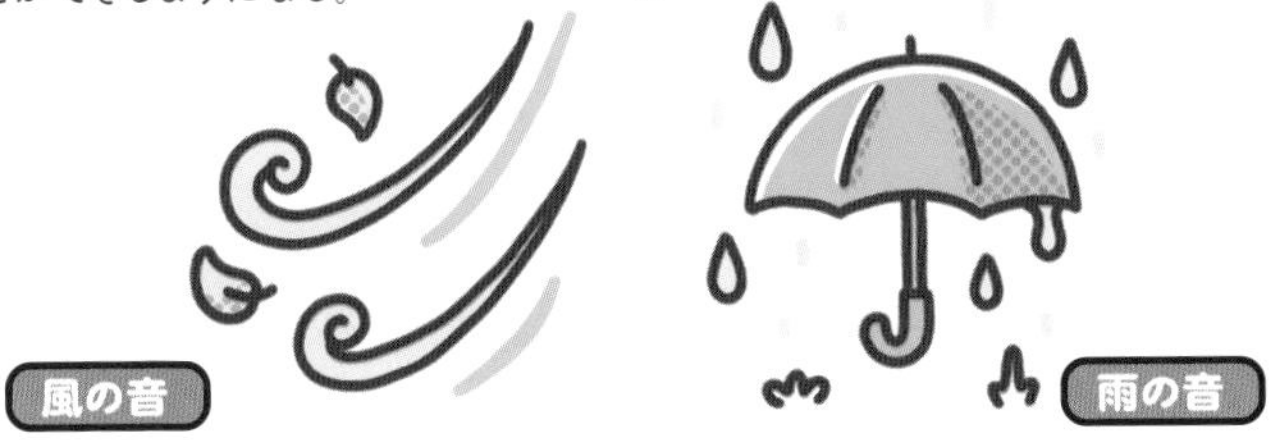
風の音
雨の音

ひとつの音に意識を集中させて脳を活性化！

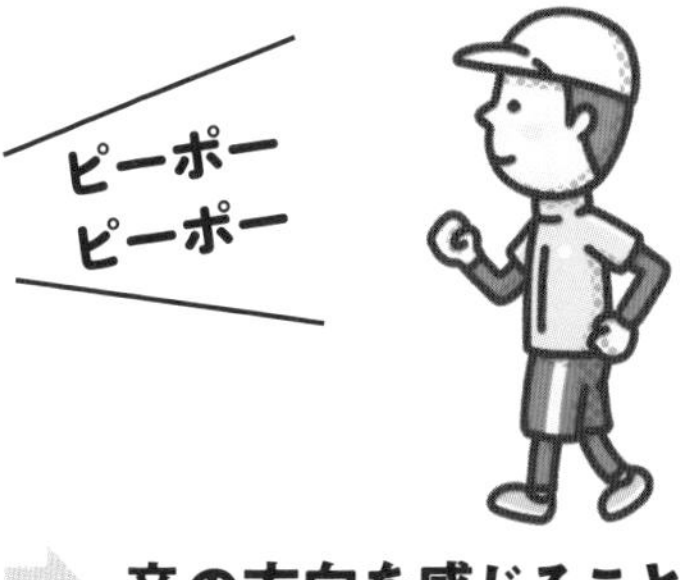
ピーポー
ピーポー

聴覚の情報を判断して大脳に情報伝達する脳幹は、音の方向を感じ取る働きもある。散歩中に遠くで救急車やパトカーのサイレンが聞こえたら、どの方向から届いているかを意識して聞いてみよう。脳幹が刺激される。

音の方向を感じることで脳幹が活性化!!

あとがき

耳鳴りや難聴は目に見えない疾患です。周囲からは理解されず、慢性化したり重症化したりすると、孤立を感じるようなことも少なくありません。その結果、うつ症状を併発したり認知症に発展したりすることもあるのです。

耳鳴りについては〝あきらめない〟でください。生活習慣の改善に始まり適確な治療を行えば、約8割は生活に支障なく過ごすことが可能です。重症化する前に専門医に相談しましょう。

難聴は一部の疾患を除き、年齢とともに起きる加齢性難聴がほとんどです。現在の医療では残念ながら治ることはありません。私が医師になりたてのころ、教科書には「感音難聴は治らない」と記されていました。しかし、聞こえないことは補聴器で対処できます。補聴器で不十分な両側高度感音難聴の方には人工内耳があります。この手術で〝聞こえ〟は取り戻せます。また、聴覚リハビリ（耳トレや脳トレ）を行うことで聞き取り力を上げることは十分可能です。本書を読んでこれらを理解していただいたはずです。あきらめずに取り組んでいきましょう。

過去に耳鳴りの患者さんを巡って大変つらい思いをしたことがあります。耳鳴りが少し落ち着いて元気になられたのですが、ある日、その患者さんが自殺をはかられたのです。幸い未遂ではありました。患者さんは耳鳴りが主訴で初診からさまざまな治療を行い、カウンセリングで軽快していたのですが、うつがひどくなって自らの命を絶とうとしてしまったのです。医師になりたてのころは、耳鳴りの患者さんが多いにもかかわらず、治療法もないからとほとんど注目されていませんでした。しかし、周囲にはわからない苦痛を自分ひとりで抱え込んでしまっている多くの患者さんを目の当たりにしてきました。どんな症状、疾患でも苦痛を少しでも和らげていくことが医師の役割だと改めて痛感しました。

難聴は目に見えないため、相手方もコミュニケーションが取りづらくなってしまいます。先天性の難聴、突発性難聴、加齢性難聴などさまざまな種類の難聴がありますが、その多くはまだ確立した治療法がありません。補聴器、人工内耳、聴覚リハビリを行いますが、やはり限界があるわけです。遺伝子治療や再生医療が進むと思われますが、それまでの間は現状を少しでも打破できるように患者さん自身にもがんばってもらわなければいけません。聴力はよくなりませんが、〝聞き取る力〟はトレーニングしていけばよくなるのです。

医療は日進月歩しており、20年後には現在の医療は古くなります。耳鳴りと難聴の診断、治療もまだまだ途上であり、これからも研究や臨床に励まなければなりません。ご意見がありましたらぜひお寄せいただき、ともに考えていきたいと思います。現在の社会保障制度はまだまだ不十分です。いつでもどこでも誰でも同じ医療を受けられるというのが、日本が誇る国民健康保険制度の基本理念ですが、これらも社会情勢に鑑みるとかなり困難になってきています。「医療、安全、水はタダ」といわれた時代はもう終わりました。少子高齢化は急速に進んでおり、対策は各方面で待ったなしです。医師と患者さんが手を取り合って話し合うことが基本です。今の医学を有効に活用しながら患者さんと医師の両方が話し合い、時に歩み寄り、時には考え方を変える。この領域が発展することを願ってやみません。

みなさん、ともにがんばりましょう！　元気でイキイキ長生きを！

坂田 英明

〔参考文献〕

『めまいがわかる』（医学同人社）
『「難聴」聞こえがクリアになるCD ブック』（マキノ出版）
『あきらめないで！ 耳鳴りは1分でよくなる』（マキノ出版）
『あぶない！ 聞こえの悪さがボケの始まり』（小学館）
『耳鳴り 自分で治す最強事典』（マキノ出版）
『難聴 聞き取りをよくするCD ブック』（マキノ出版）
『腸を整える「食べ方」で「フワフワめまい」は改善する!』（PHP研究所）
『【読む常備薬】図解 いちばんわかりやすいめまいの治し方』
（河出書房新社）

坂田 英明（さかた ひであき）
1988年、埼玉医科大学卒業。91年、帝京大学医学部附属病院耳鼻咽喉科助手。ドイツ・マクデブルク大学耳鼻咽喉科研究員、埼玉県立小児医療センター耳鼻咽喉科副部長、目白大学保健医療学部言語聴覚学科教授、目白大学耳科学研究所クリニック院長をへて、2015年に川越耳科学クリニック開設。

〔制作〕
企画・編集　セトオドーピス
デザイン　株式会社東京100ミリバールスタジオ
イラスト　大野直人

【読む常備薬】
図解 いちばんわかりやすい耳鳴り・難聴の治し方
「医師がすすめる名医」の最善・最短メソッド

2024年3月20日　初版印刷
2024年3月30日　初版発行

著　者　坂田英明
発行者　小野寺優
発行所　株式会社河出書房新社
〒151-0051 東京都渋谷区千駄ヶ谷 2-32-2
電話　03-3404-1201（営業）
03-3404-8611（編集）
https://www.kawade.co.jp/
印刷・製本　大日本印刷株式会社

Printed in Japan
ISBN978-4-309-29391-2